产科麻醉病例精选

路志红　熊利泽　董海龙　著

U0201282

东南大学出版社
·南京·

图书在版编目（CIP）数据

产科麻醉病例精选 ／ 路志红，熊利泽，董海龙著.
—南京：东南大学出版社，2014. 9
ISBN 978-7-5641-5207-9

Ⅰ. ①产… Ⅱ. ①路… ②熊… ③董… Ⅲ. ① 产科外
科手术—麻醉学—病案 Ⅳ. ①R719

中国版本图书馆CIP数据核字（2014）第214695号

产科麻醉病例精选

著 者	路志红　熊利泽　董海龙	
责任编辑	顾晓阳	
出版发行	东南大学出版社	
社 址	南京市玄武区四牌楼 2 号　（邮编：210096）	
出 版 人	江建中	
经 销	全国各地新华书店	
印 刷	南京玉河印刷厂	
开 本	850mm×1168mm　1/32开	
印 张	3.25	
字 数	80千	
版 次	2014年9月第 1 版	
印 次	2014年9月第 1 次印刷	
书 号	ISBN 978-7-5641-5207-9	
定 价	20.00元	

（本社图书若有印装质量问题，请直接与营销部联系，电话：025-83791830）

序

合并并发症或病理妊娠的孕妇往往面临母体和胎儿的双重风险，如何让这些患者平稳地度过围生期对于产科医生、麻醉科医生和儿科医生是极大的挑战。作者所在的西京医院是西北地区最大的综合性医院之一，大量收治来自周围省市的重症妊娠患者。本书精选我院经治的有代表性妊娠行剖宫产患者病例十五例，结合最新的文献和指南，对其进行深入的分析和精心的总结。希望能为从事产科麻醉的广大同仁提供帮助和指导。

作者

二〇一四年二月

目录
CONTENTS

第一篇　合并血小板减少症病例

病例

　　患者女性，24 岁，停经 39 周 +4 天入院。化验检查示血小板 81×10^9/L，血浆凝血酶原时间（PT）11.9 s，活化部分凝血活酶时间（APTT）25.2 s。自诉既往无易出血、皮肤瘀斑病史。拟行剖宫产。

核心问题

　　妊娠期妇女为何易于发生血小板减少？
　　血小板减少者如何选择麻醉方式？

【分析】

1. 孕产妇为什么容易出现血小板减少？

　　孕产妇容易出现血小板减少症，对我院 2008 年 4 月至 2013 年 4 月剖宫产病例的回顾表明，因为血小板减少而行剖宫产的患者占剖宫产总数的 11.2%。而据文献报道，妊娠合并血小板减少症的总发生率约为 7.6%，这一发生率远远高于普通女性人群。其中最主要的原因为妊娠中出现的一系列病理生理改变。

妊娠期的血小板减少中妊娠相关性血小板减少症（pregnancy associated thrombocytopenia，PAT）占据了很大比例。它又被称为良性妊娠期血小板减少，指的是妊娠前无血小板减少的病史，妊娠期首次发现血小板计数低于正常值（$< 100 \times 10^9 / L$），患者抗血小板抗体阴性，肝肾功能及凝血功能正常。PAT 多于妊娠中晚期发病，只发生于妊娠期间，可能的原因是血液稀释和孕期的血小板消耗。一般血小板减少的程度轻，往往 $> 80 \times 10^9 / L$。

另一种引起孕产妇血小板减少的常见原因是紫癜性血小板减少症，发生率约占妊娠期血小板减少的 5% 左右。此类患者体内产生抗血小板的抗体，在其作用下除血小板数量下降外，血小板生存期也缩短，功能受影响。由于妊娠期母体血液中血小板抗体可通过胎盘进入胎儿循环，引起胎儿血小板减少，因此对母婴均有不利影响。

孕产妇血小板减少还见于一些严重的并发症。HELLP 综合征发生时，血管痉挛性收缩，内皮细胞受损，前列环素（PGI_2）合成相对减少，而血栓素 A_2（TXA_2）合成相对增加，PGI_2 / TXA_2 比值下降，引起血小板聚集和黏附，从而增加血小板消耗，引起血小板减少。

本病例中的患者尽管有血小板减少，但减少程度较轻，凝血功能也正常，加之既往无凝血异常病史，因此应为妊娠相关性血小板减少症。

2. 血小板减少的孕妇一定有凝血障碍吗？

对于妊娠相关性血小板减少症的孕妇，尽管血液稀释和孕期血小板消耗使血小板数量下降，但是孕妇在孕晚期凝血因子 Ⅱ、Ⅴ、Ⅶ、Ⅷ、Ⅸ和 Ⅹ 等均有增加。与非孕时相比，正常妊娠晚期血浆纤维蛋白原可增加达 1.5 倍，因此孕妇血液常常处于高凝状态。而且这类患者血小板仅数量减少，功能多数并未受影响。孕晚期血小板的生成增加，血中血小板多为年轻型，其黏附和止血功能增强，同时分娩应激时产生的肾上腺素、花生四烯酸、凝血酶和腺苷也会增强血小板功能。因此孕产妇是事实上的高凝状况。

但合并紫癜性血小板减少症或 HELLP 综合征的患者血小板功能也同时受影响，而且 HELLP 综合征者血小板减少的同时凝血系统也被激活，因此常合并凝血功能障碍。

3. 血小板减少的产妇应选择什么麻醉方式？

选择何种麻醉方式取决于血小板减少的程度和是否有凝血功能的异常。

细针单次蛛网膜下隙麻醉效果好，对硬膜外腔损伤轻，对于血小板计数在（50～100）$\times 10^9$/L 的剖宫产产妇适用。我院使用的是腰—硬联合麻醉包中的 25 G 腰穿针，可适度的以粗针头做引导，但不可过深。细针穿刺对穿刺技术的要求较高。

连续蛛网膜下隙麻醉也是适用于血小板计数在（50～100）$\times 10^9$/L 者的方法。中国目前市场有 Spinocath 管内针型和 Sprotte 针内管型两种连续蛛网膜下隙穿刺针套件，向蛛网膜下隙置入导管，一次或分次注入小剂量局麻药。

血小板计数 < 50×10^9/L 的产妇应选择全身麻醉。考虑到孕妇反流误吸的风险较高，应选择气管插管全身麻醉。随着代谢迅速、不易透过胎盘屏障的全麻药物的出现，剖宫产选择全身麻醉最大的风险不是对胎儿的影响，而是母体的困难气道和反流误吸，应谨慎权衡，困难气道管理技术不成熟的医疗单位可选择局部麻醉。腹横肌平面阻滞效果优于局部浸润麻醉，可考虑应用。侧腹壁由腹外斜肌、腹内斜肌、腹横肌及它们的筋膜鞘组成。支配正中腹壁的神经走行于侧腹壁的腹内斜肌与腹

横肌之间的神经筋膜层。在此处注入局麻药可阻滞腹壁，即为腹横肌平面阻滞。腹横肌平面阻滞的进针点在由髂嵴、背阔肌、腹外斜肌组成的 Petit 三角。随着 B 超引导下神经阻滞技术的日趋成熟，B 超引导下腹横肌平面阻滞也日益普及，定位更加准确，阻滞效果也更完善。

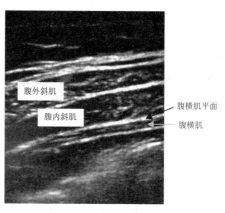

图 1-1　腹横肌平面阻滞的解剖基础和 B 超下图像

硬膜外麻醉在血小板减少产妇的应用存在众多争议。部分学者支持硬膜外麻醉，因为孕妇血小板减少的特殊性以及孕产妇事实上的高凝状况。但国际标准化比值（INR）> 1.5，APTT > 40 s，血小板计数 < 50×10^9 / L 者应列为硬膜外麻醉的禁忌。

【病例进展】

经详细评估后，对此患者实施了细针穿刺单次蛛网膜下隙阻滞，注入 0.75% 布比卡因 1.4 mL + 50% 葡萄糖溶液 0.2 mL。阻滞平面上界控制于 T8。术中阻滞完善，血流动力学平稳。顺利剖出一男婴，1 min 和 5 min Apgar 评分均为 10 分。术后给予静脉 PCA。术后 1 天随访无运动感觉异常。

【进阶病例】

患者 23 岁，停经 34 周 + 2 天入院。化验检查示 PLT 2×10^9 /L，PT、APTT、INR 均正常。立即给予输注血小板 20 U，血小板升至 20×10^9 /L。因胎儿宫内窘迫，紧急于全身麻醉下行剖宫产术。术后转入 ICU。在 ICU 再次输注血小板 20 U，观察 24 h 无并发症，送返病房。

【分析】

血小板减少的孕妇需不需要输注血小板？

除以下紧急情况外，一般无需血小板输注治疗：

1）孕期血小板计数 ≤ 20×10^9 /L，可能发生自发性多脏器出血（尤其是脑出血）而危及生命的。

2）血小板计数（20 ~ 50）$\times 10^9$ /L，患者有明显出血倾向或面临手术、麻醉的。

输注血小板的注意事项：

1）每平方米体表面积（中等身材成人体表面积为 1.6~1.7 m^2），输入血小板数 1.0×10^{11} 个可提高血小板（5 ~ 10）$\times 10^9$ /L。一个机采量（每袋 200 mL）需处理全血量约 2500 mL，平均含血小板 2.5×10^{11} 个，每 200 mL 全血制备的血小板为 1 U。一次输入 1 个机采量，也就是 10 U 左右，可以将血小板提升（10 ~ 20）$\times 10^9$ /L。随后可根据血小板结果继续输注。

2）紫癜性血小板减少症是免疫性疾病，孕期除有必要，否则应尽量避免少量多次进行血小板输注。这是因为输注血小板可以刺激体内产生血小板抗体，从而加速血小板破坏，可导致再次输注血小板无效或输注后血小板短期上升继而迅速下降甚至低于原有的水平，使出血进一步加重。

【关键点】

1. 血小板减少是孕期常见的并发症，可以由血液稀释、孕期血小板消耗和免疫性因素引起。

2. 对合并血小板减少的孕妇评估应结合凝血功能。

3. 血小板计数 $> 50 \times 10^9 / L$ 者蛛网膜下隙阻滞是较好的选择。

4. 血小板计数 $< 50 \times 10^9 / L$ 的产妇应选择全身麻醉或局部麻醉。

5. 血小板计数 $\leqslant 20 \times 10^9 / L$ 或（$20 \sim 50$）$\times 10^9 / L$ 合并出血倾向的应输注血小板。

参考文献

[1] 徐铭军. 血小板减少产妇的麻醉选择和处理 [C]. 2012 中华医学会全国麻醉年会，2012.

[2] Khellaf M, Loustau V, Bierling P, et al. Thrombocytopenia and pregnancy [J]. Rev Med Interne, 2012, 33（8）: 446 – 452.

第二篇 病态肥胖病例

病例

患者女性，28 岁，150 kg，158 cm。停经 39 周 + 5 天入院。有打鼾病史和睡眠呼吸暂停史，气道评估 Mallampati 4 级，头后仰受限。各项检查无异常。

核心问题

病态肥胖妊娠妇女的病理生理有哪些特点？

麻醉关注点是什么？

【分析】

1. 肥胖对于孕妇是个问题吗？

不论是在我国还是欧美等发达国家，肥胖妊娠妇女人群都在迅速增长。据报道，20 世纪末美国妊娠妇女肥胖率从 18.5% 上升到 38.3%。同时在巴西进行的调查报道中其孕妇肥胖率为 5.5%。对于一名肥胖的孕妇，妊娠、手术、麻醉的风险都大大增加。其原因在于，肥胖孕妇生理储备很小，在妊娠的基础上全身各个器官系统都出现了进一步的病理改变。

对呼吸的影响

妊娠影响氧合和通气功能。解剖改变、生理改变和激素改变都会影响呼吸功能。肥胖、妊娠或肥胖合并妊娠时呼吸功能发生明显变化。肥胖妊娠患者与非肥胖患者相比，肺活量明显降低。肥胖者睡眠呼吸暂停的发生率也更高。

对心血管系统的影响

肥胖引起的病理改变对心脏、血管内皮和心血管系统功能有显著的影响。机体任何额外的脂肪堆积都需要增加心输出量。每 100 g 脂肪堆积增加心输出量 30 ~ 50 mL / min。同时血容量也增加，容量超负荷使左室肥大，心肌扩张代偿超负荷的容量和压力，胰岛素和炎性介质释放引起交感神经活性增强，心输出量增加，心率加快，舒张期缩短，心肌灌注时间缩短，引起舒缩功能障碍。脂肪在心肌组织堆积，会严重影响传导和收缩力。由于需氧量增加而引起广泛的心血管系统改变。与肥胖相关的内分泌功能、炎性介质和微血管系统的改变在妊娠时进一步加重。胰岛素抵抗和血脂异常影响血管系统，增加的炎性介质如 C 反应蛋白、IL-6 和 TNF-α 影响内皮功能。孕妇内皮功能紊乱可能更易患妊高症，更易发生先兆子痫。仰卧位低血压综合征在肥胖临产妇也更为严重。Tseuda 等报道了两例病态肥胖患者仰卧位猝死的病例，由于其体位改变而造成的循环改变是其主要死因。

对胃肠道的影响

解剖改变和激素改变都增加了孕妇胃内容物反流的发生及其严重性。肥胖患者更易发生疝气，而且肥胖本身就显著增加了麻醉反流误吸的风险。Roberts 和 Shirley 报道分娩时肥胖产妇的胃内容量是对照组的 5 倍还多。

对内分泌等其他系统的影响

肥胖孕妇更易患妊娠期糖尿病，可能持续到产后。肥胖孕妇发生深静脉血栓的风险更高，可能导致猝死。

对分娩的影响

分娩时的并发症如胎儿窘迫、误吸、胎儿不能下降、异常产位、肩先露造成的难产和使用产钳机会增加。肥胖者剖宫产率高，术中失血和术后大出血风险增加，术后子宫内膜炎和伤口感染显著增高。

对胎儿的影响

妊娠肥胖可导致巨大儿，增加了胎儿畸形与胎儿死亡的风险。推荐在孕 20 ~ 22 周时对胎儿进行检查。可能发生的风险情况有神经通路缺陷，特别是先天性脊椎炎，脐部和心脏缺陷，以及室缺或多种畸形。巨大胎儿也是超声波诊断胎儿畸形失败的主要危险因素。肥胖产妇分娩中脐动脉酸中毒（pH < 7.10）发病率较高。

2. 肥胖孕妇的麻醉存在哪些风险？

肥胖给麻醉带来的问题首先就是导致麻醉操作困难。

肥胖人群插管困难的发生率高达 15.5%，而病态肥胖产妇可高达 33%，因此应做好充分的准备和预案。

肥胖孕妇局部进针部位和脊椎骨性标志不清，使得穿刺困难，留置硬膜外导管失败率非常高（42%）。与坐位相比，侧卧位腰椎最大弯曲时心输出量减少最多。另外，侧位时重力吸引脂肪块遮蔽中线。皮肤到硬膜外间隙的深度增加，因此坐位是较佳选择。确定中线困难时，可用第七颈椎隆突和臀缝来确定中线的方法，或使用一个 26-G 8.5 cm 的脊髓探针来探查皮下组织椎间隙前后上下的位置关系。将手术床向麻醉医生倾斜，旁正中入路方法较普遍。阻力消失法比负压方法更为可靠。必要时可以借助超声定位椎间隙。

对肥胖孕妇测量无创血压常常很难有适合尺寸的袖带，可能会导致读数过高，必要时应该进行有创血压监测。静脉通路可能很难建立，可能需要进行中心静脉穿刺。

肥胖带来的问题还有麻醉并发症发生率增加。肥胖孕妇比非肥胖孕妇更易发生反流，术前可使用雷尼替丁等抑酸剂。高血压、缺血性心脏病和心衰在肥胖人群中较为多见，肥胖产妇可能存在这些并发症。肥胖产妇肺不张发生率高，术后早期氧饱和度更易下降，肥胖产妇也更容易发生深静脉血栓和肺栓塞、肺水肿。这些都使围术期风险增加。

3. 对肥胖产妇如何进行麻醉？

对肥胖孕妇剖宫产而言，与全麻相比局部麻醉更为安全。

单次蛛网膜下隙麻醉是剖宫产手术最常用的麻醉方式，阻滞作用迅速，效果可靠，但技术要求高，平面控制不好的话可能导致心脏和呼吸抑制，而且不能延长阻滞时间。如采用腰硬联合麻醉，既能迅速起效，又能长时间阻滞并沿用到术后，而且蛛网膜下隙局麻药用量得以减少，阻滞后低血压发生率随之减低。

对存在禁忌证而不能局部麻醉者，选用全身麻醉要特别关注气道。肥胖孕妇困难气道比例高，氧储备差。如判断有困难气道，应考虑纤支镜清醒插管。但应注意妊娠期鼻黏膜充血，不推荐经鼻插管。由于用药受限制，而清醒插管过程中引起高血压和儿茶酚胺释放可影响子宫血供，因此对操作技术的要求较高。在紧急情况下或操作失败时应考虑局部麻醉，如第一篇中提到的腹横肌平面阻滞。气管插管麻醉中呼吸管理可采用膨肺 + 呼气末正压（PEEP> 5 cm H_2O），有助于减少肺不张。拔管时采取 30 度头高位是理想的拔管体位，拔管前可再次给予膨肺。从 CT 扫描研究的结果来看，PEEP 和膨肺能明显减轻肥胖患者全麻后的肺不张（图 2-1）。

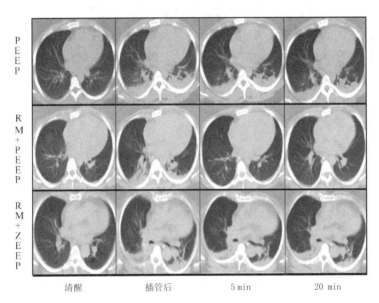

图 2-1　肥胖患者采用不同通气策略肺不张的情况（引自 Reinius. Anesthesiology, 2009）
　　　　RM：膨肺；PEEP：呼气末正压；ZEEP：无呼气末正压

【病例进展】

对该患者采取坐位下穿刺，给予单次蛛网膜下隙阻滞，注入 0.75% 布比卡因 1.3 mL + 50% 葡萄糖溶液 0.2 mL。阻滞平面上界控制于 T9。转为平卧位后将床左倾 15°，并将子宫推向左侧。患者术中血流动力学平稳，无疼痛和不适。顺利剖出一女婴。1 min 和 5 min Apgar 评分均为 10 分。

【分析】

肥胖产妇用药量怎么计算？

肥胖者药物代谢动力学发生改变。丙泊酚用量应由总体重决定，而非理想或去脂体重。阿片类药物中，芬太尼和瑞芬太尼在肥胖患者的分布容积并不增大，和常人无差别，舒芬太尼在肥胖患者分布容积增大，消除半衰期延长。因此往往瑞芬太尼和芬太尼的剂量由理想体重决定，舒芬太尼则由总体重决定。去极化肌松剂亲水性强，常用的维库溴铵和罗库溴铵剂量都由理想体重计算。

吸入麻醉剂 MAC 值不受体重影响，可安全用于病态肥胖者，但因可能影响子宫收缩，所以剖宫产手术中应避免使用。

椎管内注射局麻药物的剂量与身高的关系密切，体重影响较小。但肥胖患者硬膜外腔往往静脉曲张，更易导致硬膜外腔出血，也更易平面过高，一般硬膜外用药量应酌减至正常人的三分之二左右。蛛网膜下隙用药量可不变，但应注意严格控制麻醉平面。

【进阶病例】

患者女性，孕 39 周 + 3 天，体重 130 kg，身高 150 cm，胎儿宫内窘迫。血小板（PLT）及凝血四项均正常。行蛛网膜下隙阻滞，穿刺困难。遂改行全麻，注射丙泊酚后面罩通气失败，立即置入 3 号喉罩给予通气，同时注射罗库溴铵，1 min 后取出喉罩，给予气管插管。手术和拔管顺利。

【分析】

肥胖和孕妇都是困难气道的高危因素。此患者属于困难面罩通气，分级为 4 级（表 2-1）。困难面罩通气大多数可以通

表 2-1 面罩通气分级（中华医学会麻醉学分会困难气道处理快捷指南，2012）

分级	定义	描述
1	通气顺畅	仰卧嗅物位，单手扣面罩即可获得良好通气[a]
2	轻微受阻	置入口咽和/或鼻咽通气道单手扣面罩；或单人双手托下颌扣紧面罩同时打开麻醉机呼吸器，即可获得良好通气
3	显著受阻	以上方法无法获得良好通气，需要双人加压辅助通气[b]，能够维持 $SpO_2 \geq 90\%$
4	通气失败	双人加压辅助通气下不能维持 $SpO_2 \geq 90\%$

a. 良好通气是指排除面罩密封不严、过度漏气等因素，三次面罩正压通气的阻力适当（气道阻力 $\leq 20\ cm\,H_2O$），胸腹起伏良好，$ETCO_2$ 波形规则。
b. 双人加压辅助通气是指在嗅物位下置入口咽/鼻咽通气道，由双人四手用力托下颌扣面罩并加压通气。

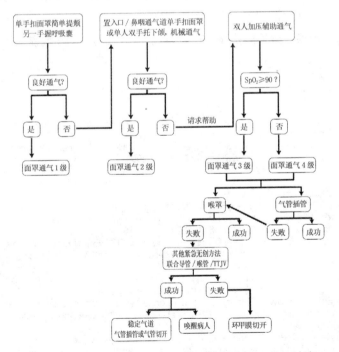

图 2-2 紧急气道处理流程（中华医学会麻醉学分会困难气道处理快捷指南，2012）

过放置喉罩来解决。本例患者提示我们在处理肥胖孕妇时，要高度警觉困难气道的发生，应准备充足的气道管理设备，做好气道评估。对于怀疑为困难气道而需行全麻的患者，尽量行清醒纤支镜插管。一旦困难气道发生，应参考困难气道处理流程进行管理（图2-2）。

【关键点】

1. 肥胖孕妇最大的问题在于麻醉操作困难和并发症增加。
2. 肥胖孕妇易合并妊高症和糖尿病。
3. 肥胖孕妇困难气道和反流的危险高，应首选区域麻醉。
4. 肥胖孕妇椎管内穿刺应采取坐位，可借助超声定位椎间隙。
5. 肥胖孕妇易于发生肺不张，全麻中可采用膨肺+PEEP通气策略，拔管时头高30度体位，拔管前再次给予膨肺。

参考文献

[1] Davies GA, Maxwell C, McLeod L, et al. Obesity in pregnancy [J]. J Obstet Gynaecol Can, 2010, 32（2）: 165 – 173.

[2] Saravanakumar K, Rao SG, Cooper GM. The challenges of obesity and obstetric anaesthesia [J]. Curr Opin Obstet Gynecol, 2006, 18（6）: 631 – 635.

[3] Reinius H, Jonsson L, Gustafsson S, et al. Prevention of atelectasis in morbidly obese patients during general anesthesia and paralysis [J]. Anesthesiology, 2009,111(5): 979 – 987.

[4] Lee Y, Balki M, Parkes R, et al. Dose requirement of intrathecal bupivacaine for cesarean delivery is similar in obese and normal weight women [J]. Rev Bras Anestesiol, 2009, 59（6）: 674 – 683.

[5] Carvalho B, Collins J, Drover DR, et al. ED（50）and ED（95）of intrathecal bupivacaine in morbidly obese patients undergoing cesarean delivery[J]. Anesthesiology, 2011, 114（3）: 529 – 535.

[6] Panni MK, Columb MO. Obese parturients have lower epidural local anaesthetic requirements for analgesia in labour [J]. Br J Anaesth, 2006, 96（1）: 106 – 110.

[7] Emett A, Gowrie-Mohan S.Standard dose hyperbaric bupivacaine is safe and effective for CSE in morbidly obese patients [J]. Int J Obstet Anesth, 2004, 13（4）: 298 – 299.

[8] Reyes M, Pan PH.Very low-dose spinal anesthesia for cesarean section in a morbidly obese preeclamptic patient and its potential implications [J]. Int J Obstet Anesth, 2004, 13（2）: 99 – 102.

第三篇 围产期心肌病病例

病例

患者女性，停经 38 周 + 4 天，心慌气短 1 个月入院，拟行剖宫产术。孕前无既往病史。孕期逐渐出现心慌气短，夜间不能平卧。心电图曾提示偶发室性早搏。术前心电图示 ST 段普遍压低（< 0.05 mV），心肌酶谱升高（HGB 92 g/L）。心脏 B 超示 EF 45%，SV 30 mL，左房左室大。入室时患者各项生命体征正常，右侧卧位下行蛛网膜下隙阻滞，侧卧体位时感胸闷，转为仰卧位后好转。术中室性早搏逐渐增多，出现频发二联律，血压未出现降低。滴注催产素 5 min 后患者诉胸痛、胸闷、气短、烦躁。

核心问题

围产期心肌病的病理生理是什么？
围产期心肌病患者的麻醉关注点是什么？

【分析】

1. 该患者出现了什么问题？

该患者既往无心脏疾病病史，于孕期逐渐出现心脏疾病症状，以至于心慌气短不能平卧。属于无其他明确病因的心力衰竭症状，符合围产期心肌病的表现。欧洲心脏病学会对围产期心肌病的定义是："发生在妊娠晚期或者分娩后的最初几个月里的一种特发性心肌病，其临床特征是以心力衰竭为主伴左心室收缩功能障碍，既往无其他明确心力衰竭的病史。"欧洲心脏病学会的诊断标准是：无其他明确的病因，发生于孕后期或产后早期，主要表现为继发于左心室收缩功能障碍的心力衰竭，伴或不伴左心室扩张，左心室射血分数（LVEF）<45%。围产期心肌病的发病机制还不清楚，有自身免疫假说，也有病毒感染假说，还有营养失衡假说。由于病因不清，鉴别诊断主要采用排除法。需要排除其他可能引起心功能不全的各种原因，包括妊娠前各种心脏疾病，如心瓣膜病、心肌炎、先天性心脏疾病、其他原发或继发性的心肌病和高血压性心脏病等。并注意与妊娠高血压综合征所致心力衰竭鉴别，还应与严重贫血、维生素B缺乏、羊水栓塞或肺栓塞等疾病引起相似症状的心力衰竭鉴别。该患者血压正常，既往无心脏病史，发病在妊娠晚期，基本可排除其他诊断。

2. 围产期心肌病患者都有哪些异常？

围产期心肌病患者的心肌活检可见心肌组织中大量淋巴细胞浸润及心肌细胞水肿、坏死和纤维化。以此为基础的临床表现主要是心肌损伤进而出现左心衰症状。大部分患者有胸闷气促、夜间阵发性呼吸困难、端坐呼吸。随着疾病进展，左心室射血分数（LVEF）<35%的患者心房、心室均扩大，且左心房和右心室可见血栓形成，临床可出现肺栓塞、肠系膜动脉栓塞、心肌梗死和脑梗死等表现，约有30%~50%的患者死于动脉栓塞。心电图检查示大部分患者均有窦性心动过速、非特异性的ST-T改变，少数病例可见心房纤颤及心室传导异常，常见于左

束支传导阻滞。胸部 X 线检查通常可见心脏扩大、肺血管充血和肺水肿的征象，少数患者可有胸腔积液的征象。心脏超声主要表现为 LVEF 降低，左室左房大，严重者还可出现肺动脉高压。

3. 围产期心肌病患者的麻醉关注点？

围产期心肌病患者往往是剖宫产手术的指征。麻醉管理应关注三点。

1）术前心功能的评估

美国纽约心脏病协会（New York Heart Association，NYHA）心功能分级是最常用的评估标准，也是预测母体心血管发病率和胎儿死亡率的重要指标，但要区分孕期因子宫增大、横膈抬高等生理性变化导致的胸闷、气促、不能平卧、心跳加快等症状。

Siu 等提出了一种妊娠合并心脏病妇女的风险评分方法。高危因素共四项：妊娠前有心力衰竭、脑血管意外史、心律失常史；基础 NYHA 分级 >II 级或有发绀；超声心动图示二尖瓣瓣口面积 < 2 cm，主动脉瓣瓣口面积 < 1.5 cm，或左心室流出道压差 > 30 mmHg；心室收缩功能下降，射血分数（EF）< 40%。四项高危因素各 1 分，其中 0 分患者母体心血管事件风险为 5%；1 分为 27%；> 1 分为 75%。本患者 NYHA 分级为 Ⅲ ~ Ⅳ 级，Siu 风险评估得分为 1 分，母体心血管事件风险为 27%，属于高危患者。

2）术中降低心脏负荷

麻醉管理的主要目标是防止心脏前、后负荷的剧烈变化，以及避免药物引起心血管系统的进一步抑制，全身麻醉和区域阻滞麻醉均可应用于剖宫产。

椎管内麻醉可降低心脏前后负荷，适用于围产期心肌病心功能 Ⅰ ~ Ⅱ 级患者。可采用分次小剂量给药，避免麻醉平面过高。

硬膜外—蛛网膜下隙联合阻滞在提供充分阻滞的同时减少了用药量，也是适用于此类患者的麻醉方法。

对于紧急情况或椎管内麻醉禁忌证的患者可选用全麻。对于心功能Ⅲ～Ⅳ级的患者，采用何种麻醉方法仍存在争议。部分学者认为椎管内麻醉可控性差，循环稳定性差，应当采用全身麻醉。另有学者认为剖宫产全麻诱导时间受限，阿片类药物使用受限，诱导期血流动力学波动剧烈，为围产期心肌病患者带来巨大风险。随着依托咪酯、瑞芬太尼等对循环抑制轻微、起效和消除迅速的药物用于临床，剖宫产全麻的安全性极大提高，对已出现心功衰竭的重症患者不宜选用椎管内麻醉，采用全身麻醉或局部麻醉如腹横肌平面阻滞更为稳妥。

3）围术期监测

对围产期心肌病患者应当建立有创血压监测，必要时可监测中心静脉压和肺动脉楔压。如有条件还可行食道超声监测，更加准确的了解心脏功能。对此类患者应尽量减轻心脏负荷，在输液上要加以限制。无论何种麻醉，均应密切关注剖宫产过程中可能出现的心脏负荷变化。剖宫产初期，平卧位下可能因仰卧位低血压综合征而血压降低；胎儿取出后，腹压骤降，回心血量减少；胎儿和胎盘取出后，往往需输注缩宫素，子宫收缩会增加回心血量，加重心脏负荷，此时容易发生心力衰竭，应提高警惕。本例患者胸闷气短症状即发生于滴注缩宫素后。可给予强心、利尿、扩血管等抗心衰治疗。

【病例进展】

测试患者麻醉平面，减退平面在T8水平，排除麻醉平面过高。静滴氢化可的松150 mg，排除轻度羊水栓塞引发的问题。将患者床头抬高。给予面罩加压吸氧，听诊双肺呼吸音尚清晰。

此时患者心率 90 bpm，血压 110 / 80 mmHg，偶有室性早搏。给予呋塞米 20 mg。患者胸闷气短逐渐好转。术后于 ICU 观察 24 h 未再次发作胸闷气短。

【关键点】

1. 围产期心肌病诊断采用排除法，患者无其他引发心力衰竭的因素。

2. 围产期心肌病管理重点是降低心脏前后负荷，防治心力衰竭。

3. 胎盘娩出后滴注缩宫素期间心脏负荷加重，是心力衰竭的危险期。

参考文献

[1] Wolff GA, Weitzel NS. Management of acquired cardiac disease in the obstetric patient [J]. Semin Cardiothorac Vasc Anesth, 2011, 15（3）: 85 – 97.

[2] Taneja B, Dua CK, Saxena KN, et al. Peripartum cardiomyopathy: a short review [J]. J Indian Med Assoc, 2010, 108（11）: 764 – 768.

[3] Bhakta P, Mishra P, Bakshi A, et al. Case report and mini literature review: anesthetic management for severe peripartum cardiomyopathy complicated with preeclampsia using sufetanil in combined spinal epidural anesthesia [J]. Yonsei Med J, 2011, 52（1）:1 – 12.

[4] Cho FN. Management of pregnant women with cardiac diseases at potential risk of thromboembolism—experience and review [J]. Int J Cardiol, 2009, 136（2）: 229 – 232.

[5] Bhakta P, Biswas BK, Banerjee B. Peripartum cardiomyopathy: review of the literature [J]. Yonsei Med J, 2007, 48（5）: 731 – 747.

[6] van Mook WN, Peeters L. Severe cardiac disease in pregnancy, part II: impact of congenital and acquired cardiac diseases during pregnancy [J]. Curr Opin Crit Care, 2005, 11（5）: 435 – 448.

[7] Ray P, Murphy GJ, Shutt LE. Recognition and management of maternal cardiac disease in pregnancy [J]. Br J Anaesth, 2004, 93（3）: 428 – 439.

[8] George LM, Gatt SP, Lowe S. Peripartum cardiomyopathy: four case histories and a commentary on anaesthetic management [J]. Anaesth Intensive Care,1997, 25（3）: 292 – 296.

第四篇　合并肺动脉高压病例

病例

　　患者女性，19 岁，停经 34 周 + 3 天，咳嗽伴心慌气短 1 周入院。既往风湿性心脏病史 2 年。心脏 B 超示肺动脉收缩压 89 mmHg，二尖瓣、三尖瓣关闭不全伴轻度狭窄，全心大，EF 51%，SV56 mL。心电图示 ST−T 改变，左房肥大。

【分析】

　　1. 什么是肺动脉高压？

　　肺动脉高压（PAH）指静息状态下右心导管测得的肺动脉平均压 ≥ 25 mmHg 或收缩压 ≥ 30 mmHg。肺动脉高压可以作为一种疾病而独立存在，更常见的是很多疾病进展到一定阶段的病理生理表现。肺动脉高压的分类见表 4−1。

表 4-1 肺动脉高压分类

1. 肺动脉高压为主	· 特发性	
	· 家族性	
	· 疾病引起	❖ 结缔组织病
		❖ HIV
		❖ 门脉高压
		❖ 厌食症
		❖ 先天性心脏病
	· 肺毛细血管增生	
	· 肺静脉阻塞性疾病	
	· 其他（糖原贮积疾病，脾切除术）	
2. 与左心疾病有关	· 房或室功能障碍	
	· 瓣膜疾病	
3. 与肺部疾病/缺氧有关	· 阻塞性肺病	
	· 间质性肺病	
	· 睡眠呼吸障碍	
	· 发育异常	
	· 长期生活于高海拔	
4. 与慢性血栓或栓子性疾病有关	· 近端肺动脉阻塞	
	· 远端肺动脉阻塞	
	· 非血栓性肺栓塞（如瘤栓）	
5. 其他	· 组织细胞增多病	
	· 淋巴管平滑肌增多症	
	· 肉状瘤病	
	· 肺血管受压（腺病，肿瘤，纵隔纤维化）	

译自 Proceedings of the Third World Symposium on Pulmonary Arterial Hypertension. Venice, Italy, June 23-25, 2003.

2. 妊娠合并肺动脉高压有何风险？

妊娠期的很多生理变化会加重肺动脉高压患者的症状，使心衰的危险大大增加。妊娠期孕妇血容量增加30%~50%，红细胞增加近25%，心排量增加近50%。这些都会加重患者的肺动脉高压。

肺动脉高压患者怀孕后母体和胎儿死亡率都很高。母体死亡率可高达30%~56%。死亡多数发生于产后1个月内。胎儿早产、宫内窘迫、低体重儿的发生率也很高。因此，肺动脉高压者应避免怀孕。对于已经怀孕而不愿早期终止妊娠者，需要孕期严密监测，及时终止妊娠。

3. 此患者应选择何种麻醉方式？

硬膜外麻醉可以降低外周阻力，减轻心脏负荷，对于功能状态分级（表4-2）较好的患者是良好的选择。但应注意，许

表4-2　WHO对肺动脉高压功能状态的分级

分级	描述
I	日常活动不受限；轻度日常活动不会引起呼吸困难、疲劳、胸痛或呼吸困难
II	日常活动轻度受限；休息时无不适，但一般日常活动可引起呼吸困难、疲劳、胸痛或近晕厥
III	活动明显受限；休息时无不适，但轻度活动即可引起呼吸困难、疲劳、胸痛或近晕厥
IV	静息时无法进行任何生理活动；有右心衰表现；休息时有呼吸困难和/或疲劳；任何活动均可引起症状加重

译自 Rich S. Primary pulmonary hypertension: executive summary [R]. Evian, France: World Health Organisation, 1998.

多肺动脉高压的患者会接受抗凝治疗，应注意抗凝治疗的用药和时间，排除是否有硬膜外麻醉的禁忌证。硬膜外麻醉注意小剂量分次给药，避免平面过高。

如患者功能状态差或情况紧急，应采用全麻，迅速而且更有利于维持机体的氧供。全麻所选药物应尽量对循环影响小，可选用依托咪酯或氯胺酮。但应注意插管反应可加重肺动脉高压的程度，表面麻醉有助于改善这一问题。

此外，缩宫素可增加肺动脉压，应尽量避免使用。

【病例进展】

患者于全身麻醉下行剖宫产术，娩出一活男婴，1 min 和 5 min Apgar 评分均为 10 分，体重 1860 g，送至新生儿监护室。患者术后送至 ICU，5 h 后拔除气管导管。给予持续泵注硝普钠降压。次日改为口服美托洛尔。给予持续泵注前列地尔和口服贝前列腺素片。同时给予利尿。患者未再次出现心慌气短等症状，血压控制于 120 / 80 mmHg。术后第三天转回普通病房。

【分析】

对此类患者如何进行围术期管理？

此类患者围术期死亡率高，应严密监测。围术期的管理应以降低肺动脉压力为主要目标。降低肺动脉压力的药物从机制上来讲主要针对三大通路：内皮素通路、一氧化氮通路和前列环素通路。可使用的药物如表 4-3。

表 4-3 降低肺动脉压力的药物

药物	机制	特点	缺点
波生坦	内皮素受体 A 和 B 双重拮抗剂	适用于多种 PAH 的短期治疗	
西地那非	磷酸二酯酶 -5 抑制剂	适用于其他降 PAH 措施无效的患者,更适合特发性 PAH	
一氧化氮	外源性一氧化氮	适用于特发性 PAH	对慢性 PAH 效果较差;引起高铁血红蛋白血症;突然停药引起肺动脉压反弹
硝苯地平	钙拮抗剂	降低外周阻力的同时降低肺动脉压力	
前列地尔	前列环素类	适用于特发性 PAH,有分流的先心病所致 PAH	静脉用药可能增加血栓和感染

PAH:肺动脉高压

此患者全心大伴肺动脉高压,术后治疗应一方面控制血压,降低肺动脉压力,减轻心脏负荷;另一方面降低心率,减少心肌氧耗,改善心功能。从这一点来说,硝普钠不仅能降低体循环阻力,还可以降低肺动脉压力,是比较好的选择。结合使用前列地尔和贝前列腺素,极大地改善了患者的肺动脉高压。

【关键点】

1. 肺动脉高压可为原发性或继发性。

2. 肺动脉高压孕妇围术期管理以降肺动脉压力、防治心衰为主要目标。

3. 功能状态好者首选硬膜外麻醉，状态差者应选择全身麻醉。

参考文献

[1] Frost EA.The pregnant patient with pulmonary artery hypertension-a review [J]. Middle East J Anesthesiol, 2011, 21（2）: 199 – 206.
[2] Wolff GA, Weitzel NS. Management of acquired cardiac disease in the obstetric patient [J]. Semin Cardiothorac Vasc Anesth, 2011, 15（3）: 85 – 97
[3] Maitra G, Sengupta S, Rudra A, et al.Pregnancy and non-valvular heart disease--anesthetic considerations [J]. Ann Card Anaesth, 2010, 13（2）: 102 – 109.
[4] Madden BP.Pulmonary hypertension and pregnancy [J]. Int J Obstet Anesth, 2009, 18（2）: 156 – 164.
[5] Bédard E, Dimopoulos K, Gatzoulis MA.Has there been any progress made on pregnancy outcomes among women with pulmonary arterial hypertension [J]. Eur Heart J, 2009, 30（3）: 256 – 265.
[6] Granton J, Moric J. Pulmonary vasodilators-treating the right ventricle [J]. Anesthesiol Clin, 2008, 26（2）: 337 – 353.

第五篇　合并艾森曼格综合征病例

病例

患者 20 岁，停经 37 周 + 4 天，心慌气短 1 个月，不能平卧 1 天入院。口唇发绀，心慌气短，不能平卧。心脏 B 超示 EF46%，肺动脉收缩压 136 mmHg，左房左室大，室缺，室水平右向左分流。

【分析】

1. 此患者存在何种问题？

该患者符合艾森曼格综合征（Eisenmenger's syndrome）。艾森曼格综合征是指各种左向右分流性先天性心脏病的肺血管阻力升高，使肺动脉压达到或超过体循环压力，导致血液通过心内或心外异常通路产生双向或反向分流的一种病理生理综合征。各种心内、心外畸形如房间隔缺损、室间隔缺损、动脉导管未闭等均有可能发展成艾森曼格综合征。

艾森曼格综合征患者心脏功能差，耐受性极低，妊娠期死亡率高达 35% ~ 70%，发生流产、早产、胎儿死亡的概率也极高。应当建议其避孕。对于已经怀孕而不愿终止妊娠者，应加强孕期检查和监护，多学科联合及时处理。

2. 对此患者麻醉的关注点是什么？

艾森曼格综合征患者的麻醉需关注如下几点：

1）氧合。维持充分的氧合对艾森曼格综合征患者至关重要。艾森曼格综合征患者往往存在缺氧，发绀是主要表现。改善氧合既可以缓解缺氧症状，避免缺氧所致肺小动脉收缩造成肺动脉压进一步升高，又可以改善胎儿状况。一般需将患者置于头高体位，给予面罩吸氧。心衰脉氧严重降低的需考虑气管插管。

2）血流动力学的稳定。孕后期孕妇回心血量增加对于艾森曼格综合征患者的心脏而言是严重的负荷。剖宫产的过程中往往伴随血流动力学的剧烈波动。产妇平卧位可能发生仰卧位低血压综合征，需避免子宫压迫下腔静脉，应将手术床置于左侧略低体位，将子宫推向左侧。胎儿取出后因腹压骤降，回心血量骤减，可能血压降低，应给予腹部加压，可小量泵注多巴胺和多巴酚丁胺维持血压，必要时可使用去甲肾上腺素或去氧肾上腺素。子宫收缩引起回心血量增加，可能心脏负荷加重，对于艾森曼格综合征患者可能造成心功失代偿，应严格限制患者液体入量，可给予强心利尿，防治心衰。

3）肺血管阻力。肺血管阻力增加是艾森曼格综合征最主要的病理生理改变，降低肺动脉压力是改善此类患者症状和预后的重要措施。降低肺动脉压力所用方法与本书第四篇所述相同，包括前列环素类药物、一氧化氮、钙通道拮抗剂等。滴注催产素可能使肺小血管强烈收缩，从而加重肺动脉高压，艾森曼格综合征患者应慎用。

4）肺栓塞。艾森曼格综合征患者存在红细胞增多症，血液黏稠，是血栓发生的危险因素。很多学者建议孕期就开始抗凝治疗。

3. 对此类患者应选用何种麻醉?

同其他原因所致的心脏功能下降的患者相同,艾森曼格综合征患者选用何种麻醉方式也未有定论。椎管内麻醉和全身麻醉各有利弊。基本来说,心功能尚可的患者可选择椎管内麻醉,但应小剂量逐次给药,严格控制麻醉平面,避免血压下降过多。如患者心衰,氧合无法保证,则应气管插管全麻,有利于供氧和急救。不管选用何种麻醉方式,都应严密关注前文中所述的四个关键问题。对所有患者均应建立有创血压监测,有条件者应监测中心静脉压或 PAWP,径食道超声也是很好的监测手段。

【病例进展】

入室后将患者置于头高 30 度体位,患者仍感心慌气促。心率 120 bpm,血压 130 / 80 mmHg,未吸氧下脉搏氧 82%。给予面罩吸氧,局麻下建立有创血压监测,行右侧颈内静脉置管。依托咪酯 + 罗库溴铵诱导插管。胎儿取出后给予芬太尼 0.1 mg,泵注瑞芬太尼 + 吸入七氟烷维持麻醉。术中患者出现血压降低,给予多巴胺 + 多巴酚丁胺泵注,血压好转。给予呋塞米 40 mg,吗啡 10 mg。限制液体滴速,手术时长 60 min,共输入乳酸林格氏液 300 mL。术后带管送至 ICU。

患者入 ICU 后接受了持续泵注前列地尔,并应用了西地那非和贝前列腺素。入 ICU 16h 拔除气管导管,心慌气短缓解,面罩吸氧可维持 SpO_2 94% 以上。48 h 送返病房。回病房后 4h 患者突然出现意识消失、心搏骤停。经抢救无效死亡。

【分析】

该患者可能的死亡原因是什么?

艾森曼格综合征患者围术期易发生心力衰竭、肺栓塞,二者均是此类患者死亡的重要原因。此病例患者术中维持比较平稳，在 ICU 使用了降低肺动脉压力的药物，气管导管也顺利拔除，没有心力衰竭的诱因和表现。回病房后患者表现为突然的意识消失和心搏骤停，考虑肺栓塞或心梗等重要器官的栓死可能性较大。艾森曼格综合征患者存在红细胞增多症，血液黏稠，是血栓发生的危险因素，抗凝应作为孕期和围术期的基础治疗。可以采用皮下注射低剂量低分子肝素，一方面与口服抗凝药物相比，母体的出血风险更低；另一方面肝素无法透过胎盘，无致畸风险，而华法林在妊娠早期使用则可能致畸。

【关键点】

1. 艾森曼格综合征患者以先心病为基础，在左向右分流的基础上逐渐发展为右向左分流。

2. 艾森曼格综合征患者妊娠期风险极高，应避孕。

3. 艾森曼格综合征患者管理以降低肺动脉压力，防治心衰为重点。

4. 艾森曼格综合征患者围术期死亡率高，术后应转入 ICU。

参考文献

[1] Franklin WJ, Gandhi M. Congenital heart disease in pregnancy [J]. Cardiol Clin, 2012, 30（3）：383 – 394.

[2] Galie N MA, Palazzini M, Negro L, et al. Management of pulmonary arterial hypertension associated with congenital systemic–to–pulmonary shunts and ES [J]. Drug, 2008, 68（8）：1049 – 1066.

[3] Yentis SM SP, Plaat F. ES in pregnancy: maternal and fetal mortality in the 1990s [J]. Br J Obstet Gynaecol, 1998, 105（8）：921 – 922.

[4] Daliento L ML, Di Lenardo L. Successful management of a pregnancy at high risk because of Eisenmenger reaction [J]. Cardiol Young, 1999, 9（6）：613 – 616.

[5] Avila WS GM, Snitcowsky R, Faccioli R, et al. Maternal and fetal outcome in pregnant women with ES [J]. Eur Heart J, 1995, 16（4）：460 – 464.

[6] Lacassie HJ GA, Valdés G, Fernández MS, et al. Management of Eisenmenger syndrome in pregnancy with sildenafil and L–arginine [J]. Obstet Gynecol Survey, 2004,103（5 pt 2）：1118 – 1120.

[7] Martin JT TT, Antognini JF. Safety of regional anesthesia in ES [J]. Reg Anesth Pain Med, 2002, 27（5）：509 – 513

第六篇　合并系统性红斑狼疮病例

病例

患者女性,28岁,孕38周 + 2天。既往系统性红斑狼疮病史。

【分析】

1. 系 统 性 红 斑 狼 疮（systemic lupus erythematosus，SLE）为妊娠期带来何种影响？

SLE 为一全身性的自体免疫性疾病，血清出现多种自身抗体，有明显的免疫功能紊乱。SLE 的临床表现无固定模式，病程迁延，反复发作，缓解期因人而异，起病可呈爆发性、急性或隐匿性，可单一器官受累也可多个器官同时出现。SLE 多发生于孕龄妇女，而妊娠是 SLE 的诱发因素，因此妊娠合并 SLE 的患者并不少见。

妊娠期间原有 SLE 可能加重，但大多发生于因怀孕而减少治疗用药的患者。停用激素是母体死亡的风险因素。妊娠期生理改变也会引起患者原有症状加重，如增大的子宫挤压胸腔和回心血量增加可能使有心肌损害的患者症状加重。

妊娠合并 SLE 死胎发生率增加 4 倍。约 20% 的妊娠合并 SLE 出现流产，20% 出现早产，50% 出现胎儿生长受限。胎儿接触大剂量有潜在风险药物、狼疮活动、既往妊娠并发症均增加不良妊娠结局机会，其中狼疮抗凝抗体（LA）与抗磷脂综合征（APS）相关临床表现与不良妊娠结局增加关系密切。抗磷脂（anti phospholipid，APL）抗体阳性增加流产或早产发生率。2%的抗 Ro 和抗 La 阳性患者出现婴儿先天性心脏传导阻滞，尽管婴儿先天性心脏传导阻滞发生率低，但其病情严重，死亡率高，这些婴儿很可能需要安装永久性心脏起搏器。

SLE 患者易患妊娠高血压，子痫前期风险增加；狼疮肾炎在妊娠期活动风险增加，更容易并发子痫前期。在普通人群子痫前期发生率为 5%~8%。妊娠合并 SLE 队列研究中，子痫前期发生率为 13% 以上。

2. SLE 患者麻醉关注点是什么？

SLE 患者的麻醉主要评估依据是患者疾病的严重程度、用药和胎儿的情况。最关注的有如下几点。

患者多脏器受累的情况。对患者进行系统全面的检查和评估，了解各脏器受损害的情况，针对不同损害进行处理，如妊高症、肾功能异常、心脏病变等。SLE 孕妇的管理应由免疫科、产科、儿科和麻醉科多学科协作进行。

凝血功能是 SLE 患者关注的重点。为减少血栓形成，SLE 患者常常使用阿司匹林，有一部分患者在孕期还可能注射肝素；此外部分 SLE 患者会合并血小板减少，这些都是我们应关注的问题。应对血小板和凝血进行化验检查，在选择麻醉方式上慎重权衡利弊。

【病例进展】

患者孕期一直口服阿司匹林，已停药 1 周。PLT $88 \times 10^9/L$，其余化验检查均正常。给予单次蛛网膜下隙阻滞，阻滞完善，手术顺利。剖出一女婴，1 min 和 5 min Apgar 评分均为 10 分。

【分析】

使用抗凝剂的患者如何实施椎管内麻醉？

SLE 患者常常预防性应用抗凝药物，所使用药物不同，对麻醉的影响也不一样。

许多文献都表明使用阿司匹林或 NSAIDs 类药物不影响椎管内麻醉穿刺、置管等操作的时间，也不影响拔出硬膜外导管的时间，术后也无需特殊监测。但应谨慎，要结合凝血功能的测定和熟练的操作，使用单次蛛网膜下隙阻滞更安全。新型抗血小板药物噻氯吡啶抑制剂和血小板膜 GP IIb/IIIa 抑制剂，需停药 14 天才可进行椎管内麻醉。

停用华法林 4~5 天后，且凝血功能检查国际标准化比率（PT/INR）正常时方可实施椎管内麻醉。

普通肝素者，如果皮下使用肝素每天两次、总剂量不超过 10000 U，则不是实施椎管内麻醉的绝对禁忌证，但需要凝血功能正常。大剂量、频繁使用肝素者将增加出血风险，不推荐实施椎管内麻醉。如果患者使用肝素时间超过 4 天，应当检查血小板计数，以防肝素引起的血小板减少症。静脉使用肝素需停药 4~6 h 方能实施椎管内麻醉，实施麻醉操作前必须确认 APTT 功能正常。置管拔管等操作后 1h 才能再次肝素化。

术前使用预防剂量低分子量肝素的患者，椎管内穿刺必须在末次使用低分子量肝素至少 10~12 h 后实施。术前使用大剂量低分子量肝素患者，椎管内穿刺必须在末次使用低分子量肝素至少 24 h 后实施。穿刺后 6~8 h 内不能使用低分子量肝素。拔除硬膜外导管后 2 h 以上才能再次使用低分子量肝素。如果怀疑椎管内穿刺置管操作已经具有损伤性，术后至少 24 h 后方可使用低分子量肝素，因为损伤性操作增加椎管内血肿的风险。

【关键点】

1. 妊娠是 SLE 的诱发因素。

2. SLE 对妊娠的影响包括狼疮加重、不良妊娠和器官功能损害。

3. SLE 患者麻醉关注点为器官功能损害和用药情况，其中凝血功能和心脏、肾脏功能尤为重要。

4. SLE 患者抗凝治疗影响椎管内穿刺时机的选择。

参考文献

[1] Davies SR.Systemic lupus erythematosus and the obstetrical patient–implications for the anaesthetist [J]. Can J Anaesth, 1991, 38（6）: 790 – 795.
[2] 许丽璇, 樊尚荣. 妊娠合并系统性红斑狼疮 [J]. 中国妇幼卫生杂志, 2012, 3(1): 29 – 32.

第七篇　合并抗磷脂抗体综合征病例

病例

患者女性，28岁，停经39周+1天入院。既往流产3次。诊断为抗磷脂抗体综合征。

【分析】

1. 什么是抗磷脂抗体综合征？

抗磷脂抗体（antiphospholipid antibody，APA）阳性并伴有血栓形成或病理妊娠的一组临床征象，称为抗磷脂抗体综合征（antiphospholipid syndrome，APS），是妊娠合并 SLE 的一种特殊表现，大约 10% ~ 15% 的 SLE 患者会出现 APS。抗磷脂抗体是指狼疮抗凝物质（lupus anti coagulant，LA）、抗心磷脂抗体（anti cardiolipid antibody，ACL）或针对其他磷脂或磷脂复合物的一组自身抗体。抗磷脂抗体综合征最基本的病理特点是血栓形成，所有的临床表现均与之有关。

2. 抗磷脂抗体综合征对妊娠的影响是什么？

抗磷脂抗体综合征患者会发生习惯性流产，可能与血栓形成有关，抗磷脂抗体可通过多种途径促进血栓形成：作用于血管内皮上的磷脂，抑制花生四烯酸的释放及前列腺素产生，从而促进血管收缩及血小板聚集；与血小板磷脂结合，诱导血小板的黏附与活化；与载脂蛋白 β2GP-1 的结合抑制了 β2GP-1 的抗凝血活性。

　　抗磷脂抗体还可直接干预受精卵的发育、着床和胚胎的生长：抑制细胞滋养细胞分化为合体滋养细胞，使胎盘 β–HCG 合成和分泌减少；抑制滋养细胞增殖；减弱滋养细胞侵蚀能力，干扰子宫螺旋动脉血管重铸。这些因素与促血栓形成作用可合并发生，亦可单独发生。

　　3. 抗磷脂抗体综合征对麻醉的影响是什么？

　　对于 APS 这种自身免疫性习惯性流产的治疗原则主要是用抗凝治疗和免疫抑制治疗。方案有 UX– 抗凝治疗及阿司匹林或肝素为主方案：对抗磷脂抗体阳性的患者常采用阿司匹林口服，直至妊娠结束；对有血栓史和死胎史的习惯性流产患者采用低分子肝素，剂量为 50 mg/d，皮下注射。因此 APS 患者麻醉最为关注的是凝血功能。使用抗凝药物和麻醉的关系与第六篇中所述相同。

【病例进展】

　　该患者妊娠期间一直皮下注射低分子肝素，最近一次注射为 8 h 以前。经与患者和家属沟通，选用全身麻醉，手术顺利，剖出一男婴，1 min 和 5 min Apgar 评分均 10 分。

【关键点】

　　1. 抗磷脂抗体综合征患者既往常有习惯性流产病史。

　　2. 抗磷脂抗体综合征患者主要病理改变为血栓形成。

　　3. 抗磷脂抗体综合征患者孕期需使用阿司匹林或肝素。

　　4. 抗磷脂抗体综合征患者麻醉关注点为凝血功能。

参考文献

[1] Park KW.The antiphospholipid syndrome [J]. Int Anesthesiol Clin, 2004, 42（3）: 45 – 57.

[2] Karag'ozova Zh, Chernev T, Lankova Z, et al. Application of low– molecular–weight heparinduring pregnancy and delivery in case of reproductive failure due to antiphospholipid syndrome [J]. Akush Ginekol（Sofiia）, 2000, 39（3）: 48 – 51.

[3] Madan R, Khoursheed M, Kukla R, et al. The anaesthetist and the antiphospholipid syndrome [J]. Anaesthesia,1997, 52（1）: 72 – 76.

第八篇　妊娠期糖尿病病例

病例

患者女性，36 岁，停经 38 周 + 5 天入院。入院诊断为妊娠期糖尿病。

【分析】

1. 妊娠期为什么会发生糖尿病？

妊娠期糖尿病（gestational diabetes mellitus，GDM）是指在妊娠期初次诊断为葡萄糖耐量下降，大多数孕妇仅在妊娠期表现为糖尿病，少数以后持续存在 I 型或 II 型糖尿病。为什么这种糖耐量改变仅仅发生于妊娠期呢？这与妊娠期间孕妇的糖代谢变化有关。皮质激素及胎盘催乳素使机体对胰岛素产生抵抗，在这一作用下，外周葡萄糖利用率降低，肌肉糖原储存量减少，血糖增加及餐后血糖增高维持时间延长，借此可使更多的糖量透过胎盘进入胎儿以满足需要。因此，胰岛素反应及糖代谢的改变是机体适应妊娠的正常生理改变。但这种改变的程度如果过重就会导致妊娠糖尿病。此外，由于孕期肾小球滤出的糖量超过肾小管的回收量，因此约有 20% ~ 30% 孕妇会出现间断性糖尿现象。

2. 妊娠期糖尿病如何诊断？

对于既往无糖尿病史，孕期初筛血糖结果正常的孕妇，在孕 24 ~ 28 周行糖筛查试验，随意口服 50 g 葡萄糖，1 小时后测静脉值，≥ 7.8 mmol / L 为糖筛查异常。若血糖筛查结果异常，则再进行 3 小时口服糖耐量测试，患者空腹 12 小时后，口服 75 g 葡萄糖，测空腹血糖及服糖后 1 小时、2 小时、3 小时 4 个点血糖。正常值分别为 5.6 mmol / L、10.5 mmol / L、9.2 mmol / L、8.0 mmol / L，其中有 2 项或 2 项以上超过正常值，可诊断为妊娠期糖尿病。

3. 妊娠期糖尿病对妊娠有何影响？

妊娠期糖尿病者若血糖控制不佳，可使围产期风险大大增加。对于母体最突出的风险是妊高症发生率大大增加，其中先兆子痫的发生率为正常孕妇的 2 ~ 3 倍。其他并发症包括羊水过多发生率增高，产科感染率包括尿路感染和肾盂肾炎增加。酮症酸中毒是少见但严重的并发症，多见于 I 型糖尿病病人。值得注意的是，妊娠期糖尿病患者发生酮症酸中毒的血糖值往往低于普通患者。

妊娠期糖尿病对胎儿和婴儿的影响甚至大于对母体的影响，在宫内发育、分娩时和产后等时期都可能发生异常。

1）分娩时。巨大儿；难产；产伤。

2）畸形。中枢神经系统异常：无脑儿、脑膨出、脊膜膨出、脊柱裂、前脑无裂；心脏：大血管移位、室缺、单心室、心脏转位、左室发育不全；骨骼：尾部退化；肾脏：多囊肾、发育不良；消化系统：肠道闭锁、小左结肠；呼吸系统：发育不良。

3）急性。宫内死亡 / 新生儿死亡；新生儿呼吸衰竭综合征；新生儿低血糖；新生儿高胆红素血症。

4）孕后。糖耐量减低；认知功能发育受损。

（译自 Pani N. Indian J Anaesth, 2010）

【病例进展】

患者拟行剖宫产，入室时血糖 12 mmol / L。化验检查示尿酮体阴性。

【分析】

1. 此类患者麻醉评估应注意什么？

对血糖控制情况进行评估

血糖水平与母体、胎儿的状态、预后等息息相关，因此要明确孕期血糖水平、确定糖尿病的类型、药物治疗情况等等。

对器官受累情况进行评估

糖尿病往往累及多个脏器，要对各脏器功能进行评估。特别是有无伴发先兆子痫、肾功能不全及病态肥胖，心功能是否受损等。

糖尿病可能累及神经，应排查自主神经和外周神经病变。若存在自主神经病变，麻醉后极易发生严重低血压，血压波动也比较剧烈，需要预先扩容和使用血管活性药物。周围神经病可表现为远端肢体感觉或运动缺失，而区域麻醉亦可出现这些症状，因此对于此类病人应于手术前详细记录感觉或运动缺失的程度及范围，以免造成混淆。

糖尿病者气道也可能有相应变化，可能有颈椎和寰椎齿样关节的活动受限。糖尿病若合并子痫前期或病态肥胖，将进一步增加困难气道的风险。

2. 此类患者血糖应如何控制？

母体高血糖可导致新生儿酸中毒及低血糖，同样也应尽量避免母体低血糖。血糖的单位有 mmol / L 和 mg / dL，换算公式为：

$$1 \text{ mmol / L} = 18 \text{ mg / dL}$$

术中有学者认为应将患者血糖维持于 70 ~ 120 mg / dL（3.9 ~ 6.7 mmol / L）。择期行剖宫产的病人应选择术晨手术，以便于围术期血糖的控制。禁食时间过长而未补充糖者易于发生脂肪分解，导致血酮升高。术前晚给常规量的胰岛素，术晨停用胰岛素。若空腹血糖 >120 mg / dL，则推迟手术，输注胰岛素 1 ~ 5 U / h，维持血糖浓度于 70 ~120 mg / dL，并至少稳定 4 小时再开始手术。若血糖 <70 mg / dL，给予 2 ~ 5 g 葡萄糖。术中若血糖波动，可参考表 8-1 方案。

表 8-1　术中输注胰岛素参考方案（译自 Pani N. Indian J Anaesth. 2010）

血糖水平（mmol / L）	输注速度（U / h）
0~3	0U，评估有无其他异常
3.1~6	1 U
6.1~9	2 U
9.1~12	3 U
12.1~15	4 U，每 30 min 重复一次，如继续升高需调整剂量
> 15	6 U，评估有无其他异常

同时可输注 10% 葡萄糖溶液 1000 mL 加入 20 mmol 钾（有利于减少脂肪分解，但对于急诊血糖较高者应避免输糖，输注乳酸林格氏液）。胰岛素输注：50 U 中效胰岛素，以生理盐水 50 mL 稀释，微量泵注。每小时复查血糖，及时调整泵注速度。

产褥期胎盘排出后，体内抗胰岛素物质迅速减少，仅少数患者需胰岛素治疗，产后胰岛素用量减少至产前的 1/3 ~ 1/2，并结合产后血糖水平调整胰岛素的用量。

【病例进展】

快速输注乳酸林格氏液 500 mL，对此患者实施硬膜外—蛛网膜下隙联合麻醉。蛛网膜下隙注射 0.75% 布比卡因 1.4 mL + 50% 葡萄糖 0.2 mL，转为平卧位后患者胸闷气促，恶心。测血压 75/40 mmHg。立即加快输液速度，将手术床左倾 15 度，同时推注麻黄碱 10 mg。患者血压升至 100/63 mmHg，恶心感消失。随后手术过程顺利，术中输注乳酸林格氏液 1000 mL，患者无不适主诉。剖出一男婴，1 min 和 5 min Apgar 评分分别为 8 分和 10 分，体重 4330 g。

【分析】

1. 此类患者应如何选择麻醉？

由于易于出现巨大儿，因此妊娠期糖尿病者剖宫产率较高。区域性麻醉时内源性儿茶酚胺、可的松浓度显著下降，可能引起孕妇血糖显著下降，应警惕低血糖的危险。

糖尿病孕妇胎儿较大，胎盘亦较大且结构异常，绒毛增大且结合紧密，使绒毛间容量显著减少，导致绒毛间氧、二氧化碳交换受损。此外，胎儿的氧输送可进一步被母体糖基化血红蛋白碎片干扰，血管阻力也可能增加，因此往往糖尿病孕妇的胎儿不能耐受母体低血压，维持血压稳定较为重要。椎管内麻醉需避免阻滞平面过高过快，体位摆放应避免仰卧位低血压综合征，必要时应使用血管活性药物。

妊娠期糖尿病者新生儿易于发生高胆红素血症和低血糖，因此需避免母体低血糖。但输入大量高糖溶液可导致新生儿高血糖、高胰岛素水平及随之伴发的低血糖，因此建议尽量输不含糖的液体。林格氏液是常用的液体。

2. 此类患者术中可能发生什么并发症？

低血糖：血糖 <2.8 mmol/L，给予 5%~10% 葡萄糖溶液

静脉输注。当症状严重时，应静脉推注 50% 葡萄糖 50 mL，继而 10% 葡萄糖持续静滴。

酮症酸中毒：表现为高血糖、高血酮和代谢性酸中毒。处理方法为首剂静注 8 ~ 10 U 胰岛素，随后正规胰岛素加入 0.9% 氯化钠溶液中，以 10 U / h 速度静脉滴注。同时补液（如 0.9% 氯化钠溶液，1L / 30 min）扩容，适当补钾，酌情纠酸，积极解除诱因。

高渗性非酮症高血糖昏迷：表现为严重高血糖、脱水、血浆高渗透压、意识障碍和昏迷而无明显酮症酸中毒。应立即充分扩容（0.5% 氯化钠溶液）和小剂量静注胰岛素，同时纠正电解质紊乱。

【关键点】

1. 妊娠期糖尿病者巨大儿发生率高，剖宫产比例高。
2. 妊娠期糖尿病者困难气道比例较一般孕妇更高。
3. 妊娠期糖尿病者胎儿对母体低血压耐受性更差。
4. 伴自主神经功能不全者麻醉可能发生严重的低血压。
5. 维持术中血糖在 70 ~ 120 mg / dL，母体高血糖可导致新生儿酸中毒及低血糖，同样也应尽量避免母体低血糖。

参考文献

[1] Holgado CM, Coves S. Anaesthetic management of caesarean section in with diabetes and hypertrophic myocardio– pathy with restrictive diastolic dysfunction [J]. Rev Esp Anestesiol Reanim, 2013, 60（2）: 106 – 109.
[2] Toledo P. What's new in obstetric anesthesia: the 2011 Gerard W. Ostheimer lecture [J]. Int J Obstet Anesth, 2012, 21（1）: 68 – 74.
[3] Pani N, Mishra SB, Rath SK. Diabetic parturient – Anaesthetic implications [J]. Indian J Anaesth, 2010, 54（5）: 387 – 393.
[4] Becker DE. Preoperative medical evaluation: part 2: pulmonary, endocrine, renal, and miscellaneous considerations [J]. Anesth Prog, 2009, 56（4）: 135 – 144.

第九篇 合并甲亢病例

病例

患者女性，25 岁，停经 36 周 + 4 天，腹痛 2 小时入院。拟行剖宫产。既往甲亢病史 3 年。未规律服药，孕期停药。入室 BP160 / 110 mmHg，HR120 bpm。化验检查示尿蛋白（+），TT3 3.25 ng / mL，TT4 14.4 ng / dL，TSH 0.01 μIU / mL，FT3 10.02 pg / mL，FT4 3.94 ng / dL。心脏 B 超示 EF 55%。诊断为重度子痫前期，妊娠合并甲亢，胎儿宫内窘迫。

【分析】

1. 妊娠合并甲亢者麻醉应注意什么？

妊娠合并甲亢者最应关注的就是患者甲亢的控制情况。患者的甲状腺功能应尽量控制在正常范围内。因为麻醉和手术可能使患者甲状腺功能明显上升，是加重甲亢甚至诱发危象的重要原因。所以术前应尽可能检查患者的 TT3、FT3、TT4、FT4、TSH 等指标。此例患者胎儿宫内窘迫，术前准备时间有限，但甲状腺功能尚可。

甲亢患者的用药对麻醉有影响。普萘洛尔是最常用的药物，可能引发蛛网膜下隙麻醉后严重的低血压。

甲亢患者评估还应包括气道。甲亢者可能伴有甲状腺肿大，严重时可造成气管受压移位、声带麻痹等，为全麻插管拔管带来困难。此患者尚无甲状腺肿大。但由于合并重度子痫前期，水肿较重，初步的气道评估提示可能存在困难气道。

甲亢者还可能伴有甲亢性心脏病，应注意心脏功能的评估。此患者 EF 55%，功能尚可。

甲亢者可能伴有重症肌无力，对此类患者应警惕。

2. 对此患者可采用何种麻醉？

对此类患者的麻醉应确保足够的镇静镇痛深度，尽可能降低患者的代谢率，降低交感张力。还应避免缺氧和 CO_2 蓄积。避免使用增加心率的药物。在麻醉选择上，几种麻醉方法各有利弊。

椎管内麻醉可阻滞交感神经，产生外周血管扩张，有利于降低交感活性，对甲亢患者和子痫患者均有利。但如椎管内麻醉效果不确切，镇静镇痛不足，无法消除手术应激，将带来极大风险。此外，长期使用普萘洛尔的患者可能在蛛网膜下隙麻醉后发生严重低血压，应避免使用蛛网膜下隙麻醉。硬膜外麻醉是更好的选择。

全身麻醉可控性更强，可有效地平稳控制患者的血压，也能维持充分的氧供，效果确切，镇静镇痛充足。但受技术影响，需要胎儿迅速娩出，需要处理困难气道和反流误吸的风险。

甲亢患者的心脏有可能对儿茶酚胺类物质非常敏感。用药需谨慎。此外，母体接受抗甲状腺治疗者，其胎儿有可能罹患甲状腺肿，需加以注意。

本例患者各器官功能无明显异常，无椎管内麻醉禁忌证。选用椎管内麻醉，特别是硬膜外—蛛网膜下隙麻醉更为稳妥。

3. 麻醉中可能发生什么特殊情况？如何处理？

妊娠合并甲亢临床较少，但麻醉过程中的风险高。极有可能诱发甲亢危象和出现一系列危及母婴生命危险的事件。前提是一定要维持充分的镇痛镇静效果,降低应激水平。

甲亢危象:预防效果更胜于处理。应提前准备 β 受体阻滞剂。一旦发生,需静滴卢氏碘液,给予 β 受体阻滞剂,降低心率。

甲低:合并甲亢者不仅要注意甲亢危象,还要预防甲低的发生。甲低更多的发生于术后,因此术后应监测甲状腺功能。如发生甲低应给予补充甲状腺激素。

心衰肺水肿:妊娠使甲亢患者心脏负荷加重,更易发生心衰。剖宫产过程中容量的大幅度波动又进一步增加了这种风险。一旦发生心衰,应给予强心利尿扩血管治疗。

【病例进展】

对患者实施硬膜外—蛛网膜下隙联合麻醉,蛛网膜下隙注入 0.75% 布比卡因 1.4 mL + 50% 葡萄糖溶液 0.2 mL。麻醉平面控制在 T 8。患者心率降至 105 bpm,血压降至 110 / 76 mmHg。取出一女婴,1 min 和 5 min Apgar 评分均为 10 分。术毕经硬膜外腔注入吗啡 2 mg + 生理盐水 5 mL。术后给予硬膜外镇痛,所用药物为 0.2% 罗哌卡因,背景剂量 4 mL / h,PCEA 剂量 2 mL。患者术后恢复良好。

【分析】

1. 此类患者围术期还应注意什么?

此类患者不仅术中镇痛镇静要充分,对合并甲亢患者术后的镇痛也要很完善,以避免诱发甲亢危象。罗哌卡因硬膜外镇痛效果好,运动阻滞轻,是良好的选择。辅以吗啡硬膜外镇痛,效果更完善。

此类患者术后发生并发症的风险也很高,特别是心肺并发症往往发生于术后。应注意恢复室的严密监测。若评估患者有可能发生心肺并发症，应转入 ICU。

2. 硬膜外镇痛对母体和婴儿有无影响?

分娩期间进行硬膜外镇痛的话有可能引发母体发热，可能的机制是硬膜外镇痛影响了机体的温度调控。术后硬膜外镇痛效果好，而且迄今为止的研究都没有发现它对哺乳有任何影响。相反，静脉镇痛或椎管内使用较大剂量阿片类药物已被证实可能影响哺乳。

【关键点】

1. 合并甲亢者术前应尽量将甲状腺功能控制在正常范围内。
2. 麻醉的首要原则是完善的麻醉效果，尽可能降低交感活性。
3. 服用普萘洛尔者蛛网膜下隙麻醉后可发生严重低血压。
4. 甲亢者心脏对儿茶酚胺类敏感。
5. 甲亢者不仅要预防甲亢危象，还要预防甲减。
6. 剖宫产术中容量波动明显，合并甲亢者易于发生心衰。

参考文献

[1] Matsumoto S, Shingu C, Hidaka S, et al. Anesthetic management of a patient with hyperthyroidism due to hydatidiform mole [J]. J Anesth, 2009, 23（4）: 594 - 596.
[2] Solak M, Aktürk G. Spinal anesthesia in a patient with hyperthyroidism due to hydatidiform mole [J]. Anesth Analg, 1993, 77（4）: 851 - 852.
[3] Laurent V, Besson L, Doussin JF, et al. Hyperthyroidism induced by molar pregnancy [J]. Ann Fr Anesth Reanim, 1993, 12（4）: 424 - 427.
[4] Halpern SH. Anaesthesia for caesarean section in patients with uncontrolled hyperthyroidism [J]. Can J Anaesth, 1989, 36（4）: 454 - 459.
[5] Maehara Y, Tani H, Nishioka K, et al. Perioperative management of cesarean section in a patient pregnant with twins complicated by hyperthyroidism [J]. Masui,1989, 38（3）: 380 - 383.
[6] Becker DE. Preoperative medical evaluation: part 2: pulmonary, endocrine, renal, and miscellaneous considerations [J]. Anesth Prog, 2009, 56（4）: 135 - 144.
[7] Datta S, Kodali BS, Segal S.Obstetric Anesthesia Handbook[M]. 5th ed. New York, TX: Springer Science+Business Media, 2010.
[8] 陆学芬, 沈玲. 重度子痫前期合并甲亢先兆早产剖宫产麻醉 1 例 [J]. 现代医学, 2012, 40（1）: 99 - 100.

第十篇 恶性前置胎盘病例

病例

患者女性，35 岁，停经 39 周 + 5 天入院。前次剖宫产史。B 超示完全性前置胎盘。

【分析】

1. 此患者麻醉最大的风险是什么？

此患者前次剖宫产而合并完全性前置胎盘，最大的风险是剖宫产中大量失血。对于前次剖宫产的患者，合并前置胎盘时胎盘植入的发生率大大增加。有一次剖宫产史者相对危险度为 4.5，两次剖宫产者相对危险度为 7.4，若有 4 次以上剖宫产史，相对危险度可高达 44.9。有自然或人工流产史者胎盘植入的风险也增加，相对危险度分别为 1.6 和 1.7。胎盘植入大大增加分娩中失血的风险。因此，称这些合并剖宫产史的前置胎盘为恶性前置胎盘。

2. 对此患者如何进行麻醉管理？

对此类患者应建立完善的血流动力学监测，严密监测失血。开放两条以上大的静脉通路，以中心静脉为佳。入室后给予预先扩容，并做好输血的准备。

已经有出血者麻醉方法以全麻为佳。术中密切关注血压、心率、血球比积、尿量和凝血。注意体温的保持。对于已经有血压降低的患者，可采用依托咪酯或氯胺酮诱导，避免血压下降过多。

无出血的患者可选用椎管内麻醉，但应注意小剂量分次给药，避免平面过高。对有可能大失血者采用全麻更为稳妥。

血液保护可采用高容血液稀释和自体血回输。可极大减少输血量。对自体血回输的一些研究表明不会增加羊水栓塞和感染的发生率。还可考虑进行选择性动脉栓塞，能极大降低大出血的发生率，还能避免切除子宫。

【病例进展】

患者入室后为其建立有创血压监测，局麻下行右侧颈内静脉置管。行蛛网膜下隙麻醉，穿刺顺利，麻醉平面控制于T8以下。顺利取出一女婴，剥除胎盘中，患者突然诉不适，随即呼之不应，血压骤降至30 / 10 mmHg，心率降至40 bpm。

【分析】

此时应如何处理？

此患者尽管建立了有创测压，开放了中心静脉，但选择了蛛网膜下隙麻醉。虽然麻醉效果完善，平面控制良好，但患者发生突然的大失血时，失血与麻醉引起的交感阻滞、血管扩张等效应叠加，血压严重降低。心率也未出现代偿性增快，而是也出现下降。心搏骤停的可能性很大。此时处理应在快速大量补液、维持容量的基础上，立即使用肾上腺素和阿托品，升压提心率。同时需插管，维持充分氧供。产科医师应立即决策，失血难以控制时需切除子宫。

【病例进展】

立即面罩加压给氧，静脉注射罗库溴铵，予气管插管，机械通气。同时静注肾上腺素 1 mg、阿托品 0.5 mg。经中心静脉快速加压输注液体和血液制品。血压、心率逐渐恢复。产科医师迅速切除子宫，关闭切口。术后送 ICU。6 h 后拔除气管导管。恢复良好。

【关键点】

1. 既往剖宫产史合并前置胎盘的患者极易胎盘植入，大失血风险高，称为恶性前置胎盘。

2. 恶性前置胎盘者需建立完善的血流动力学监测，开放中心静脉，预先扩容，注意保暖，做好输血准备。

3. 椎管内麻醉可加重低血压程度，全身麻醉更稳妥。

4. 失血难以控制者产科医师应及时决策切除子宫。

参考文献

[1] Ananth CV, Smulian JC, Vintzileos AM.The association of placenta previa with history of cesarean delivery and abortion: a metaanalysis [J]. Am J Obstet Gynecol,1997, 177（5）: 1071 – 1078.

[2] Kuczkowski KM. A review of current anesthetic concerns and concepts for cesarean hysterectomy [J]. Curr Opin Obstet Gynecol, 2011, 23（6）: 401 – 407.

[3] Mercier FJ, Van de Velde M. Major obstetric hemorrhage [J]. Anesthesiol Clin, 2008, 26（1）: 53 – 66.

[4] Oyelese Y, Smulian JC. Placenta previa, placenta accreta, and vasa previa [J]. Obstet Gynecol, 2006, 107（4）: 927 – 941.

[5] Lynch J, Scholz S. Anaesthetic–related complications of caesarean section [J]. ZentralblGynakol, 2005, 127（2）: 91 – 95.

[6] Sergent F, Resch B, Verspyck E, et al .Intractable postpartum haemorrhages: where is the place of vascular ligations, emergency peripartum hysterectomy or arterial embolization? [J]. Gynecol Obstet Fertil, 2004, 32（4）: 320 – 329.

[7] McDonald JS, Kryc JJ. Anesthetic considerations in the presence of intrapartum emergencies [J]. Clin Perinatol, 1981, 8（1）: 145 – 154.

第十一篇 重度子痫前期病例

病例

患者女性，38 岁，停经 27 周 + 4 天，血压明显升高伴全身水肿 1 周。患者有持续性头痛，可平卧，无胸闷气短。入院血压 190 / 120 mmHg，尿蛋白 (+)。诊断为"重度子痫前期，前次剖宫产"。病房给予硝苯地平控释片，15 mg，1 次 / 日；硫酸镁静滴。因胎儿宫内窘迫拟终止妊娠，行剖宫产术。

【分析】

1. 重度子痫前期有什么表现？如何诊断？

子痫前期是一种综合征，它的基本诊断标准是高血压和蛋白尿。任何孕妇血压超过 140 / 90 mmHg，伴有尿蛋白超过 300 mg / 24 小时（或蛋白尿 ≥ +），均应考虑为子痫前期。如有下列一种或多种情况，则成为重度子痫前期：血压达到或超过 160 / 110 mmHg、尿蛋白超过 2 g / 24 小时（蛋白尿 ≥ ++）、血肌酐新近超过 106 mmol / L、少尿（<500 mL）、持续性头痛或其他脑神经或视觉障碍大、肺水肿或发绀、持续性上腹疼痛、肝功能下降（ALT 或 AST 升高）、血小板减少（<100000 / mm^3）或胎儿发育生长受限等。美国妇产科学会

2002 年发表的临床管理指南是以尿蛋白超过 3g / 24 小时（蛋白尿 ≥ +++）来确定重度子痫前期。重度子痫前期进一步加重可发生子痫，其主要症状除上述 3 种之外，还有惊厥、抽搐。可并发心衰、肾衰、胎盘早剥甚至弥散性血管内凝血 (DIC)。中枢神经系统反射亢进，应激性增强，子宫胎盘的血流灌注量减少，常发生胎儿宫内窘迫。剖宫产是抢救此类孕妇和围产儿的有效手段。

2. 重度子痫前期术前如何处理？这些处理措施对麻醉有何影响？

重度子痫前期、子痫产妇在术前往往已使用大量镇静解痉药及降压利尿药，麻醉中应注意术前用药对麻醉药及麻醉效果的影响。重度子痫前期者常用药物及其对麻醉的影响如表 11-1 所示。其中要特别注意硫酸镁的影响，如硫酸镁使用剂量过大，可使膝跳反射消失、呼吸功能受抑、严重心律失常，还可引起宫缩乏力，抑制新生儿呼吸与反射，麻醉前应检查血镁、膝反射及呼吸频率，如血镁 > 5 mmol / L 或呼吸 < 16 次 / min 应给予 5% 氯化钙或 10% 葡萄糖酸钙 1~2 g 静注，拮抗镁中毒。剖宫产硬膜外麻醉的辅助用药与术前治疗用药有相互加强的作用，给麻醉管理带来一定的困难。此外还应注意术前抗凝治疗的情况。

表 11-1　重度子痫前期用药对麻醉的影响（2012）

术前用药	用药目的	对麻醉的影响
硫酸镁	解痉，镇静	增强镇静药作用 强化局麻药 强化和延长短效非去极化肌松药的作用 降低低血压引起的反射性交感神经缩血管反应，加重一过性低血压
镇静药物	镇静	增强镇静药作用
吩噻嗪类	镇静	易发生体位性低血压

续表

硝苯地平	降压	增强安氟醚等吸入性麻醉药的心血管抑制作用
利尿剂	降低心脏负荷	引起低血钾，在术中易诱发室性心律失常
β受体阻滞剂	降压	抑制吸入性麻醉药引起的反射性心率增快，使心脏代偿功能减弱

3. 术前如何评估重度子痫前期患者的风险？

重度子痫前期，终止妊娠是最有效的治疗手段。由于病情的需要，重度子痫前期的剖宫产率比正常妊娠明显增高，手术和麻醉的风险也同时增高。对此类患者的评估至关重要。

Lancet 于 2011 年发表了 Peter von Dadelszen 等提出的 fullPIERS 模型，此模型用于子痫患者围术期风险评估有一定的指导意义。计算公式为：

$$logit(\pi) = 2.68 + (-5.41 \times 10^{-2}) \times 孕周 + 1.23 \times (胸痛或呼吸困难) + (-2.71 \times 10^{-2}) \times 血清肌酐值 + (2.07 \times 10^{-1}) \times 血小板计数值 + (4.00 \times 10^{-5}) \times 血小板计数值2 + (1.01 \times 10^{-2}) \times 血清天冬氨酸转氨酶值 + (-3.05 \times 10^{-6}) \times 血清天冬氨酸转氨酶值2 + (2.50 \times 10^{-4}) \times 血清肌酐值 \times 血小板计数值 + (-6.99 \times 10^{-5}) \times 血小板计数值 \times 血清天冬氨酸转氨酶值 + (-2.56 \times 10^{-3}) \times 血小板计数值 \times SpO_2。$$

其中血清肌酐值的单位为 μmol/L，血小板计数值的单位为 10^9/L，血清天冬氨酸转氨酶值的单位为 U/L；胸痛或呼吸困难是按"有"或"无"计算的，有 =1，无 =0。

利用该模型计算得到 48h 内发生不良结局的风险 <2.5% 的患者为低危患者，在该类人群中孕妇不良结局的发生率仅为 1%；而风险值 >30% 的患者则为高危患者，59% 均出现不良结局，应引起重视并及时调整治疗方案，为改善孕产妇预后奠定基础。按此评分方法本病例患者 48h 内发生不良结局的风险为 4.9%。

从麻醉的角度来讲，评估应特别注意如下几点：对母体和胎儿均需进行评估；此类患者可能因水肿而造成上呼吸道狭窄，困难气道；此类患者血小板和凝血异常的发生率也较一般孕妇高。

【病例进展】

患者入室血压 200 / 160 mmHg，心率 102 次 / 分。查体见全身水肿严重，Mallampati 分级 4 级。PT、APTT、PLT、HGB 均正常。

【分析】

重度子痫前期患者应选择何种麻醉？

在选择麻醉方面，无低血容量或凝血功能障碍的重度子痫前期患者可选用椎管内麻醉。

腰麻起效快，阻滞效果完善。但一度被认为禁用于子痫前期者，因为平面如控制不好可能引起严重低血压，影响子宫胎盘的供血。但一项前瞻性实验研究表明：在因择期剖宫产而施行腰麻之后，重度子痫前期患者发生低血压的危险性约是健康产妇的 1 / 6。也就是说，重度子痫前期患者在接受腰麻之后，并不像推测的那样容易出现低血压。

硬膜外麻醉可阻滞交感神经，使外周血管扩张，减少回心血量，改善心衰肺水肿，有助于降低母体循环中肾上腺素和去甲肾上腺素水平，相对于腰麻更能改善胎盘血液灌注，但不影响心排血量，也不影响胎儿心率，是一种安全有效的麻醉方法。但硬膜外阻滞不完全率高，起效慢，效果有时不确切。孕妇硬膜外静脉丛怒张，硬膜外置管更容易置入血管。单次硬膜外平面则不易控制。腰硬联合麻醉结合了两者的优点，可能效果更佳。

若病情严重，血压明显升高，较之椎管内麻醉的硬膜外给药的效果不确定性，起效需要一定时间，血压控制呈现波动性，全麻可有效地平稳控制患者的血压，镇痛效果及时确切。全身麻醉还可防止抽搐，充分供氧，保证母体和胎儿的氧合需求，因此全身麻醉是这类患者比较合理的选择。因此，对于意识障碍者，严重胎儿窘迫者，合并 HELLP 综合征或凝血功能异常者，有严重并发症如心衰、肺水肿等未有效控制者，宜采用气管内全麻，尽快终止妊娠。如前文所述，全麻的最大风险在于困难气道和反流误吸，其次是对宫缩和胎儿的影响。采用快速诱导插管时要准备好吸引设备，以防止误吸。妊高症时由于血浆胶体渗透压下降，可出现喉头水肿而致气管插管困难，要准备内径 5.5～6.0 mm 的细气管导管。全麻诱导时应注意控制母体血压不超过脑血管自动调节的上限值，避免 MAP 升高加重中枢神经系统症状。为防止气管插管反应，完善的表面麻醉极为必要。全麻维持，不可忽深忽浅。准备好降压药物，以及时应用。麻醉中要合理选择用药。丙泊酚可有效地抑制产妇的应激反应，不影响子宫血流和术后宫缩，是产科较为理想的全麻药。

硬膜外麻醉和联合腰麻硬膜外麻醉剖宫产术后都可采用硬膜外自控镇痛，消除手术后伤口疼痛，可有效防治高血压，防止术后子痫、心衰的发生。

根据本病例的情况，采用硬膜外麻醉是较好的选择。

【病例进展】

经 T12 - L1 对此患者实施硬膜外麻醉，硬外腔置管，注入 2% 利多卡因 5 mL + 8 mL，患者麻醉平面上界达 T7。取出一女婴后患者诉胸部不适，呼吸困难，随即出现烦躁。心率升至 130 次 / 分，血压 180 / 110 mmHg。再次测平面上界仍为 T7。听诊双下肺有细湿啰音。此时已输入乳酸林格氏液 1000 mL。

【分析】

对子痫前期患者如何进行液体管理？

随着血浆容量的扩张和外周阻力的下降，孕妇的心输出量增加30%。然而在子痫前期时，心血管系统及血流动力学的这些适应性改变被扰乱，患者的血流动力学改变随着疾病的进展而变化。在子痫前期的亚临床期，血流动力学的特征是心输出量增加、外周阻力正常。当疾病发展到子痫前期时，孕妇的血流动力学发生改变：从高输出状态转变为高阻力状态，伴随着心输出量的大幅降低和血管阻力的升高。患者左室功能下降。患者表现为心动过速、脉压差增大、肢体温暖。因此长期以来，子痫前期患者是否可以扩容治疗，在临床上存在争议。部分临床医生认为，基于子痫前期患者出现血液浓缩这一病理现象，扩容能够改善子痫前期患者的血流动力学指标；然而，另一部分临床医生持相反意见。十几年来非随机和随机的临床对照实验发现，扩容虽能改善实验室指标，但并不能改善母儿的不良后果。

重度子痫前期和子痫患者由于有效血容量减少，水钠潴留及全身水肿，加之术前一般都采取限制食盐和液体入量的措施，并使用脱水药以利尿，故麻醉前常会存在不同程度的脱水、低钠血症和低血容量，重要脏器血流灌注不足，微循环淤滞，组织细胞缺氧，理论上扩容治疗可以改善孕妇的血液病理生理变化，改善母儿预后。特别是对采用连续硬膜外麻醉和联合腰麻硬膜外麻醉者应适当补充血容量，入室后给予预输液6%羟乙基淀粉或改良明胶200～400 mL，纠正酸碱平衡和电解质紊乱。如此可促进尿的排出并防止因硬膜外麻醉和联合腰麻硬膜外麻醉引起的血压下降。但传统的扩容治疗由于输入大量的液体，加剧了本来就存在的细胞外液过多，或者如清蛋白通过受损的内皮细胞进入淤血水肿的组织而增加了发生肺水肿、脑水肿等风险。重度子痫前期者发生肺水肿一般是由于毛细血管渗透性增加和胶体渗透压降低。少部分是由于容量超负荷，因为此类患者大多存在血管容量减小、左室功能降低。因此椎管内麻醉前给予一定量的晶体或胶体液扩容要在完善的血流动力学监测下进行，以免给产妇和胎儿带来危险。子痫前期患者 CVP 和 PCWP 间的差值往往与疾病严重程度有关，在一小部分 PCWP 比 CVP 高 10 mmHg 以上的患者，扩容很容易导致肺水肿。对此类患者，使用血管舒张药物降低 SVR 往往是首要治疗措施。

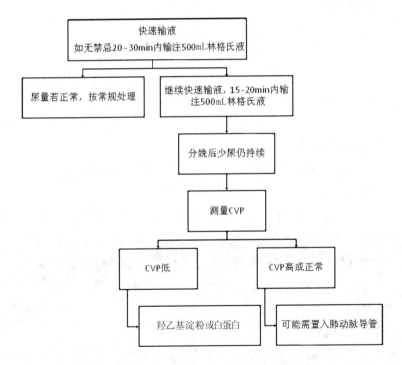

图 11-1　子痫前期患者容量管理图
（译自 Datta S. Obstetric Anesthesia Handbook. 5th ed. 2010）

因此，在子痫前期的围手术期及时纠正过多的液体输入及补充人工胶体，保持液体出入的负平衡和提高胶体渗透压是降低产后肺水肿、有效控制血压的关键。这意味着不仅要关注液体量的平衡，还要关注晶体、胶体的平衡。适当应用人工胶体，注意补钾。在血流动力学平稳的前提下，使体内容量呈一定的负平衡状态，对改善术后患者的心肺功能，尤其对子痫前期的相关并发症更具有重要的临床意义。有学者提出可以 5 mg/h 的速度均匀泵入利尿剂，避免了血容量的大幅起降，有效地改善了患者各个器官的灌注和代谢。同时，血压得到有效控制，减少了降压药物的使用及脑血管意外的发生风险。

本例患者的处理中仅仅考虑了椎管内麻醉前的扩容，在短时间内大量地输入了晶体液，加之剖宫产过程中容量的波动，加重了心脏的负荷，出现了肺水肿。此时应立即对肺水肿进行强心利尿处理。同时患者血压高，应给予扩血管药物，降低 SVR，有利于降低 PCWP，改善肺水肿，应作为首选措施。

【病例进展】

立即加压面罩给氧，给予尼卡地平 0.2 mg、吗啡 10 mg、呋塞米 40 mg，限制液体输入。患者逐渐平静，心率降至 110 次/分。尿量增加 400 mL。术后送 ICU，患者肺部湿啰音已消失，在 ICU 给予泵注硝普钠 0.3 μg/（kg·min），血压降至 140/90 mmHg 左右。经心内科会诊给予口服氨氯地平 5 mg，1 次/日。48 h 后送返病房，无不良事件发生。

【进阶病例】

患者女性，停经 32 周 + 3 天，血压升高伴双下肢水肿 20 天入院。诊断"重度先兆子痫"。凝血各项均正常。入室血压

180/120 mmHg。对患者经 T12-L1 间隙进行硬膜外穿刺置管，注入 2% 利多卡因 5 mL，观察 5 min 无异常，继续注入 2% 利多卡因 7 mL。15 min 后麻醉平面上界在 T8。开始手术。按压子宫、取出胎儿时患者诉不适，取出一女婴后给予患者咪达唑仑 1 mg、氟哌利多 1.25 mg、芬太尼 25 μg。女婴呼吸无力，肌张力低，听诊心率 <100 bpm，发绀。立即保暖，经皮下注射肾上腺素 30 μg、纳洛酮 0.1 mg。行气管插管，呼吸囊通气，吸入 100% 纯氧。患儿呼吸逐渐加快加强，颜色转红润，拔除气管导管，送新生儿监护室。

【分析】

对此患儿的救治是否恰当？

重度子痫前期和子痫患者的胎儿往往发育不佳，术前要做好新生儿抢救准备工作。娩出后应积极进行新生儿复苏。胎儿取出后充分吸尽羊水、胎粪，保持呼吸道畅通，加强刺激使其达到肺膨胀充分氧合。对术前或术中使用过镇静药或镇痛药的产妇，在胎儿取出后极易出现呼吸无力或窒息，应及时肌注呼吸兴奋剂，保持气道通畅。

新生儿复苏可参考如下流程。

新生儿窒息复苏流程图

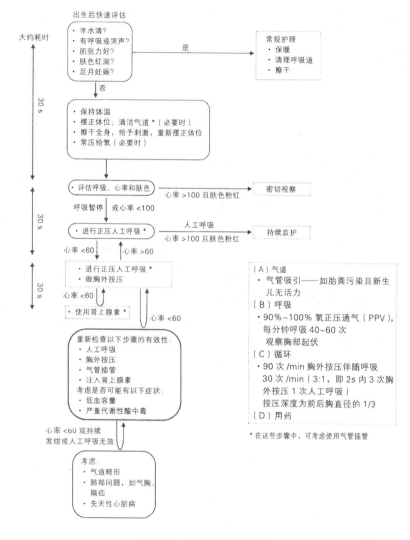

出生后快速评估
- 羊水清？
- 有呼吸或哭声？
- 肌张力好？
- 肤色红润？
- 足月妊娠？

大约耗时

是 → 常规护理
- 保暖
- 清理呼吸道
- 擦干

否

30 s

- 保持体温
- 摆正体位；清洁气道 *（必要时）
- 擦干全身，给予刺激，重新摆正体位
- 常压给氧（必要时）

- 评估呼吸、心率和肤色

心率 >100 且肤色粉红 → 密切观察

呼吸暂停 或心率 <100

30 s

- 进行正压人工呼吸 *

人工呼吸
心率 >100 且肤色粉红 → 持续监护

心率 <60   心率 >60

- 进行正压人工呼吸 *
- 做胸外按压

心率 <60

- 使用肾上腺素 *

心率 <60

30 s

重新检查以下步骤的有效性：
- 人工呼吸
- 胸外按压
- 气管插管
- 注入肾上腺素
考虑是否可能有以下症状：
- 低血容量
- 严重代谢性酸中毒

心率 <6U 或持续
发绀或人工呼吸无效：

考虑：
- 气道畸形
- 肺部问题，如气胸、隔疝
- 先天性心脏病

（A）气道
- 气管吸引——如胎粪污染且新生儿无活力
（B）呼吸
- 90%~100% 氧正压通气（PPV），每分钟呼吸 40~60 次
  观察胸部起伏
（C）循环
- 90 次 /min 胸外按压伴随呼吸 30 次 /min（3:1，即 2s 内 3 次胸外按压 1 次人工呼吸）
  按压深度为前后胸直径的 1/3
（D）用药

* 在这些步骤中，可考虑使用气管插管

图 11-2　新生儿复苏流程图
（译自 Tegtmeyer K，2006）

【关键点】

1. 重度子痫前期者血压达到或超过 160 / 110 mmHg，尿蛋白超过 2 g / 24 h（蛋白尿 ≥ ++），合并多脏器受损改变。

2. 重度子痫前期者术前用药常对麻醉有影响。

3. 硬膜外麻醉适用于重度子痫前期者。

4. 椎管内麻醉禁忌或合并严重并发症者应选用全身麻醉。

5. 重度子痫前期者毛细血管渗透性增加，胶体渗透压低，易发生肺水肿，容量治疗要以完善的血流动力学监测为指导。

参考文献

[1] Dennis AT. Management of pre-eclampsia: issues for anaesthetists [J]. Anaesthesia, 2012, 67（9）: 1009 - 1020.

[2] Sibai BM, Caritis S, Hauth J,et al. What we have learned about preeclampsia [J]. Semin Perinatol, 2003, 27（3）: 239 - 246.

[3] 夏云. 子痫前期麻醉管理的新进展 [C]. 2009 中华医学会全国麻醉年会, 2009.

[4] 孙丽洲, 潘义, 刘丽萍. 子痫前期麻醉及液体管理 [J]. 中国实用妇科与产科杂志, 2011,27（12）: 916 - 919.

[5] von Dadelszen P, Payne B, Li J, et al. Prediction of adverse maternal outcomes in pre-eclampsia: development and validation of the fullPIERS model [J]. Lancet, 2011, 377（9761）: 219 - 227.

[6] Tegtmeyer K, Braner D, Halamek L, et al. Textbook of Neonatal Resuscitation [M]. 5th ed. Dallas, TX: American Heart Association. American Academy of Pediatrics, 2006.

[7] Datta S, Kodali BS, Segal S.Obstetric Anesthesia Handbook [M]. 5th ed. New York, TX: Springer Science+Business Media, 2010.

[8] 沈敏红, 韩冰. fullPIERS 预测模型用于 574 例妊娠高血压人群的初探 [J]. 现代妇产科进展, 2012, 21（3）: 172 - 175.

第十二篇　HELLP 综合征病例

病例

患者女性，20 岁，停经 34 周 +1 天，发现血压升高伴上腹痛 8 天。血压 160 / 110 mmHg。化验检查示血小板 46×10^9 / L，尿蛋白（++ +），D- 二聚体 16.89 mg / L。ALP 178 U / L，ALT 104 U / L，AST 123 U / L。心脏 B 超示心动过速，心包积液（少量）。诊断为 "HELLP 综合征，重度子痫前期，胎儿宫内窘迫"。

【分析】

1. 什么是 HELLP 综合征？ HELLP 综合征是如何发生的？

HELLP 综合征以溶血（hemolysis，H）、肝酶升高（elevated liver enzymes，EL）和血小板减少（low platelets，LP）为特点，是妊娠期高血压疾病的严重并发症，最早由 Weinstein 报道，可分为完全性和部分性。其临床表现多样，典型的临床表现为乏力、右上腹疼痛及恶心呕吐，体重骤增，脉压增宽。有意思的是，HELLP 综合征的症状可以在高血压和蛋白尿之前就出现。

本病的主要病理生理改变与妊娠期高血压疾病病理生理相似，但发展为 HELLP 综合征的确切病因和发病机制仍不清楚。

研究认为重要的有胎盘源性、自身免疫、凝血因子 V 基因突变、脂肪酸氧化代谢缺陷等。

HELLP 综合征确诊主要依靠实验室检查。溶血、肝酶升高、低血小板 3 项指标全部达到标准为完全性，其中任 1 项或 2 项异常，未全部达到上述标准的称为部分性 HELLP 综合征。诊断标准：（1）血管内溶血：外周血涂片见破碎红细胞、球形红细胞，胆红素 $\geqslant$ 20.5 μmol / L 或 1.2 mg / dL，血清结合珠蛋白 <25 mg / dL；（2）肝酶升高：ALT $\geqslant$ 40U / L 或 AST $\geqslant$ 70U / L，LDH $\geqslant$ 600 U / L；（3）血小板减少：血小板计数 <100 × 10^9 / L。与溶血性尿毒症、妊娠期脂肪肝、血栓性血小板紫癜等有相似症状的疾病鉴别诊断见表 12–1。

表 12–1　HELLP 综合征与几种相似疾病的鉴别诊断

异常	HELLP	TTP	HUS	FLP
微血管溶血性贫血	+	+	+	−
血小板性出血	+	+	+	+
神经功能障碍	+	++	±	±
肾功能障碍	±	±	+++	+

HUS：溶血性尿毒症；FLP：妊娠期脂肪肝；TTP：血栓性血小板紫癜

2. HELLP 综合征有何危害？

HELLP 综合征可出现母儿严重并发症：孕妇可发生子痫、胎盘早期剥离、DIC、肾功能衰竭、急性肺水肿、严重的腹水、脑水肿、视网膜脱离、伤口血肿感染甚至败血症等。同时可引起胎盘供血不足，胎儿可发生缺氧、早产、胎儿生长受限，甚至围产儿死亡。

其基本的处理原则是解痉、降压、及时中止妊娠，常常需要行剖宫产手术中止妊娠。HELLP 综合征患者甚至合并肝脏破裂者，产后及远期肝功能均可恢复正常，肾脏损害也可恢复至正常。再次妊娠时复发率为 2%～6%，患心血管疾病和慢性高血压的风险亦升高。

3. 对 HELLP 综合征者如何实行麻醉管理？

此类患者的麻醉方式选择需根据患者的凝血情况及患者自身情况决定，若不存在凝血障碍、DIC 等禁忌证，应首选硬膜外麻醉以减小对循环系统的影响。但如患者存在严重并发症，应采用气管插管全身麻醉。此患者血小板低，应采用全身麻醉。全身麻醉注意事项可参考前文。

【病例进展】

全身麻醉下行剖宫产术。诱导采用丙泊酚 100 mg、罗库溴铵 50 mg，行气管插管。胎儿取出后给予芬太尼 0.15 mg。瑞芬太尼 + 七氟烷维持麻醉。术后送 ICU。ICU 监测生命体征平稳，次日复查血小板 124×10^9/L，尿蛋白阴性，ALP 131 U / L，ALT 71 U / L，AST 57 U / L。

【分析】

HELLP 综合征管理还应注意什么？

HELLP 综合征术后管理非常重要，围产期产妇死亡率高达 2%～24%，围产期新生儿死亡率也高达 9%～39%。术后应送至 ICU，密切观察病人，防止并发急性肾衰、DIC、肝破裂、低氧脑病等。术后在按重度子痫前期治疗的基础上，还需使用肾上腺皮质激素直至病情稳定，以防血小板再次下降和肝功能恶化。必要时需输注血小板。

就围术期而言，应有指征的输注血小板。血小板计数

>50 × 10^9/L 且不存在过度失血或者血小板功能异常时不建议预防性输注血小板或者剖宫产术前输注血小板。血小板计数 <50 × 10^9/L 可考虑肾上腺皮质激素治疗。血小板计数 <50 × 10^9/L 且血小板数量迅速下降或者存在凝血功能障碍时应考虑备血，包括血小板；血小板计数 <20 × 10^9/L 时阴道分娩前强烈建议输注血小板，剖宫产前建议输注血小板。应注意，终止妊娠是解决 HELLP 综合征病理生理改变的最关键途径。因此，本例患者在剖宫产后，血小板和肝肾功都迅速恢复。

一般 HELLP 综合征的恢复时间为 4 ～ 11 天，这段时间不良事件发生率高，应严密监测。

【关键点】

1. HELLP 综合征的特点是溶血、肝酶升高和血小板减少。

2. HELLP 综合征是妊高症的严重并发症，应酌情及时终止妊娠。

3. HELLP 综合征常常有凝血障碍，需采用全身麻醉。

4. HELLP 综合征术后管理很重要，需预防发生器官功能障碍。

参考文献

[1] Portis R, Jacobs MA, Skerman JH, et al.HELLP syndrome（hemolysis, elevated liver enzymes, and low platelets）pathophysiology and anesthetic considerations [J]. AANA J, 1997, 65（1）: 37 – 47.

[2] Barton JR, Sibai BM.Care of the pregnancy complicated by HELLP syndrome [J]. Gastroenterol Clin North Am, 1992, 21（4）: 937 – 950.

[3] Mushambi MC, Halligan AW, Williamson K.Recent developments in the pathophysiology and management of pre–eclampsia [J]. Br J Anaesth, 1996, 76（1）: 133 – 148.

[4] Barton JR, Sibai BM.Care of the pregnancy complicated by HELLP syndrome [J]. Obstet Gynecol Clin North Am, 1991, 18（2）: 165 – 179.

[5] Datta S, Kodali BS, Segal S.Obstetric Anesthesia Handbook [M]. 5th ed. New York, TX: Springer Science+Business Media, 2010.

[6] 石嵩. HELLP 综合征产妇椎管内麻醉下行剖宫产手术一例报道 [C]. 2012 中华医学会全国麻醉年会，2012.

第十三篇　双胎妊娠病例

病例

患者女性，27 岁，停经 39 周 + 4 天。诊断为"双胎妊娠"。

【分析】

双胎妊娠患者麻醉管理的关键点是什么？

双胎或多胎妊娠者，子宫增大更多，麻醉和手术过程中发生仰卧位低血压综合征和血压剧烈波动更多。因此麻醉管理的关键是预防麻醉后的低血压。

【病例进展】

患者各项检查正常，要求剖宫产。于硬膜外—蛛网膜下隙联合麻醉下行剖宫产术。穿刺前快速输注乳酸林格氏液 1000 mL，蛛网膜下腔注入 0.75% 布比卡因 1.3 mL + 50% 葡萄糖 0.2 mL。转为平卧位后患者心率立即升至 140 次 / 分，恶心呕吐，测血压 74 / 44 mmHg。立即将床转为左倾 15 度位，将患者子宫推向左侧，同时静注甲氧明 2 mg。患者心率降至 70 次 / 分，血压升至 115 / 72 mmHg。恶心呕吐停止。测得麻醉平面上界在 T9。随后手术过程顺利，无不良事件发生。

【分析】

如何预防椎管内麻醉后的低血压？

椎管内麻醉后的低血压可能原因包括平面过高和仰卧位低血压综合征。因此，预防措施包括：

1）预先扩容。尽管一直有学者质疑预先扩容在预防椎管内麻醉后的低血压中的效果，但椎管内麻醉后交感神经被阻滞，外周血管扩张，容量相对不足是客观事实，因此预先给予一定量的液体是实施其他预防保护措施的基础。预先扩容的量需要多少，采用何种液体，都是学者们争论的焦点。从当前的研究来看，除非输液量达到 2000 mL 以上，否则无论多大量、何种液体，其预防效果没有显著差异。

2）使用血管活性药物。麻黄碱和去氧肾上腺素都被用于减轻椎管内麻醉后的低血压。美国医院以去氧肾上腺素为主，常常采用持续泵注的方法，在进行椎管内穿刺时就开始泵注。两者均比不用药者效果要好，但两者之间没有显著差异。甲氧明也可用于预防低血压，但应注意可能发生心动过缓。

3）体位。考虑到仰卧位低血压综合征在椎管内麻醉后的低血压中占了相当大一部分，将患者置于左倾 15 度体位，并将子宫推向左侧，避免其压迫下腔静脉。

4）下肢压迫。通过不同方法压迫下肢可在一定程度上预防椎管内麻醉后的低血压发生。

以上方法联合使用预防椎管内麻醉后的低血压的效果较好。

【进阶病例】

患者女性，40 岁，停经 35 周＋1 天，腹部阵痛 8 小时。诊断为"双胎，一胎死胎，试管婴儿"。急诊入院后 3 小时宫口开全，再过 2 小时后经阴道娩出一男性死婴。另一胎未娩出，宫口挛缩。

急诊行剖宫产术。考虑到患者禁食时间不足，手术在局麻下进行，患者感疼痛，遂经静脉给予氯胺酮 40 mg、芬太尼 50 μg。取出一女婴，1 min 和 5 min Apgar 评分分别为 8 分和 10 分。

【分析】

此例中患者一胎娩出，另一胎未娩出，出现宫口挛缩。剖宫产时间紧迫，患者又是饱胃，因此选用了局麻。局麻效果不佳，静脉给予了氯胺酮和芬太尼。氯胺酮增加胃内压，对于这名患者不是很好的选择，可能增加反流误吸的危险。对此患者如能给予腹横肌平面阻滞，可能会使局麻的效果更好。待胎儿取出后再给予静脉辅助药物，安全性可能更高。

【关键点】

1. 多胎妊娠麻醉管理的关键点是预防椎管内麻醉后低血压。
2. 预防低血压的措施包括预先扩容、血管活性药物、左倾体位和下肢压迫。

参考文献

[1] Ayres A, Johnson TR.Management of multiple pregnancy: labor and delivery [J]. Obstet Gynecol Surv, 2005, 60（8）: 550 – 554.
[2] Ramsey PS, Repke JT.Intrapartum management of multifetal pregnancies [J]. Semin Perinatol, 2003, 27（1）: 54 – 72.
[3] Siddik S, Khoury S. Multifetal pregnancies [J]. Middle East J Anesthesiol, 1999, 15（2）: 135 – 152.
[4] Ayres A, Johnson TR.Management of multiple pregnancy: labor and delivery [J]. Obstet Gynecol Surv, 2005, 60（8）: 550 – 554.

第十四篇　羊水栓塞病例

病例

患者女性，28 岁，孕 39 周 + 3 天。蛛网膜下隙麻醉下行剖宫产手术。穿刺顺利，麻醉平面最高到 T8 水平。术中镇痛完善，胎儿取出后 15 min，患者突然尖叫一声，随即呼吸停止，脉搏氧骤降，血压测不出。

【分析】

1. 此患者发生了什么问题？

患者突然尖叫一声，呼吸循环迅速衰竭，可能的原因包括严重的局麻药中毒或羊水栓塞。该患者麻醉穿刺顺利，术中未追加局麻药，可排除局麻药中毒的可能性。突发情况发生在胎儿取出后，最大的可能是羊水栓塞。羊水栓塞是剖宫产最严重的并发症，其发生率虽然不高，但一旦发生，死亡率极高。羊水栓塞临床表现多样，轻者可能仅有烦躁不安或呼吸困难，严重者可有呼吸停止、发绀、昏迷、DIC 等。此患者是较严重的羊水栓塞病例。

2. 引发这一问题的可能原因是什么？

羊水栓塞是由羊水中的有形物质进入母体血循环而引起的

一系列病理生理变化。羊水中的有形物质包括扁平上皮、毳毛、胎脂、胎粪、黏蛋白等。羊水进入母体循环的条件包括胎膜已破、子宫收缩较强且血管开放。进入的途径为子宫颈内膜静脉及子宫下段静脉，胎盘边缘静脉窦，或者损伤的子宫血窦，如子宫破裂、子宫颈裂伤。因此以下情况下羊水栓塞的风险较高：经产妇，胎膜早破或人工破膜史，宫缩过强或缩宫素应用不当，胎盘早剥、前置胎盘、子宫破裂或剖宫产，死胎。本例中患者引发羊水栓塞的原因可能为剖宫产手术使血窦开放，加之手术操作技术不良，未能及时将羊水吸净，滴注缩宫素后羊水进入血循环。所以，对剖宫产患者均应警惕羊水栓塞的发生。

3. 为什么患者会出现一系列症状？

羊水栓塞轻时表现为亚临床的过程，重则为灾难性的事件。根据症状体征可以把羊水栓塞的临床过程分为 3 个阶段：第一个阶段主要为精神状态的改变、呼吸困难、低氧血症、循环衰竭；第二个阶段为凝血功能障碍和出血，但并不是所有羊水栓塞的患者都会经历此过程；最后一个阶段是组织损伤和内脏器官功能不全。这些症状都与羊水栓塞引发的一系列病理生理改变有关。

1）急性呼吸循环衰竭：羊水中的有形物质进入母体血循环会造成小血管机械性阻塞。这些物质还具有化学介质性质，能刺激肺组织产生和释放前列腺素 $F_2\alpha$、E_2 及 5-羟色胺等血管活性物质，使肺血管发生痉挛，致肺动脉压升高，右心负荷加重，左心房压急剧下降，于是心搏出量明显减少。在这种情况下，肺回流量也明显下降，肺通气与血流比例失调，最终致末梢循环衰竭、急性右心衰竭和急性呼吸衰竭。这也是羊水栓塞患者死亡最主要的原因。此外，羊水中作用于胎儿的抗原物质可引起过敏反应而导致休克。患者可能为突发呼吸困难，出现肺水肿，少数病例可能像本病例一样仅尖叫一声后就出现心跳、呼吸骤停。

2）急性弥散性血管内凝血（DIC）：羊水中含有类似于组织凝血活酶（Ⅲ因子）的促凝物质，可激活外源性凝血系统，导致DIC。羊水中还含有第X因子激活物质、肺表面活性物质及胎粪中的胰蛋白酶样物质，这些促凝物质促使血小板聚集，使凝血酶原转化为凝血酶，通过血液的外源性凝血系统激活血凝而发生急性DIC。随即大量消耗纤维蛋白原，激活纤溶系统，造成高纤溶症及凝血障碍。羊水还可抑制子宫收缩导致子宫张力下降，这也导致继续失血。患者呈现以大量阴道流血为主的全身出血倾向，如黏膜、皮肤、针眼出血及血尿等，且血液不凝。值得注意的是，部分羊水栓塞病例缺少呼吸循环系统的症状，起病即以产后不易控制的阴道流血为主要表现。

3）多系统器官功能衰竭（mutiple systemic organ failure, MSOF）：DIC等病理变化常使母体多脏器受累，以休克肾、急性肾小管坏死、广泛出血性肝坏死、肺及脾出血等最为常见。临床表现为急性肝、肾衰竭，出现尿少、尿闭、血尿、氮质血症，可因肾衰竭而死亡。脑缺氧时病人可发生烦躁、抽搐、昏迷。当两个以上重要器官同时或相继发生功能衰竭时称为MSOF。MSOF一旦发生，患者死亡率极高。

4. 还需要进行哪些检查？

羊水栓塞的诊断主要根据典型的临床表现，应迅速诊断迅速抢救，在抢救的同时再进行必要的辅助检查。有帮助的检查包括：

1）X线摄像：典型者可见双侧弥漫性点片状浸润阴影，沿肺门周围分布伴右心扩大及轻度肺不张。

2）肺动脉或下腔静脉中取血而找到羊水成分可确诊。

3）DIC实验室检查的依据：①血小板$< 100 \times 10^9$/L或进

行性下降；②纤维蛋白原 < 1.5 g / L；③凝血酶原时间 > 15 秒
或超过对照组 3 秒以上；④血浆鱼精蛋白副凝（3P）试验阳性；
⑤试管法凝血时间 > 30 分钟（正常 8 ～ 12 分钟）；⑥血涂
片可见破碎的红细胞。以上检查中有 3 项阳性方能诊断 DIC。
无条件测纤维蛋白原者可用简易的血凝结时间观察试验，以 >
16 分钟为阳性。其方法为：取静脉血 5 mL 置试管中观察，如
6 ～ 10 分钟凝结，提示纤维蛋白原值正常；11 ～ 15 分钟凝结，
纤维蛋白原值 > 1.5 g / L；16 ～ 30 分钟凝结，纤维蛋白原值为
1.0 ～ 1.5 g / L；如凝结时间 > 30 分钟，纤维蛋白原值 < 1.0 g / L。

　　尸检的肺组织切片检查可在微动脉及毛细血管内发现羊水
内容物。如不能进行尸检，死后立即抽取右心血液，如能找到
羊水内容物或用苏丹Ⅲ染色见红色脂肪球也可确诊。

【病例进展】

　　麻醉医师考虑该患者发生了羊水栓塞，立即给予患者面
罩加压通气，随即行气管插管，机械通气。给予注射肾上腺素
1 mg、阿托品 0.5 mg，患者血压升至 80 / 48 mmHg。同时给予
氢化可的松 500 mg，快速滴注。快速建立了有创血压监测和
颈内静脉置管。气管导管中可以看到有泡沫溢出，双肺听诊闻
及广泛湿啰音。考虑肺水肿、心衰，立即给予静脉注射去乙酰
毛花苷 0.4 mg、吗啡 10 mg、呋塞米 40 mg、氨茶碱 0.25 mg。
患者血压再次下降至 60 / 40 mmHg 左右，心率 140 bpm，给予
静脉注射去甲肾上腺素 2 μg，血压可上升至 90 / 60 mmHg 左
右，给予持续泵注去甲肾上腺素 0.04 ～ 0.1 μg / (kg · min)。
血压维持于 90 / 60 mm Hg 左右，心率渐降至 100 bpm 左右。
将 50 mg 肝素加入 100 mL 生理盐水内静滴。将患者带导管送至
ICU。

给予输注新鲜冰冻血浆 860 mL、血小板 10 U、冷沉淀 10 U、醋酸林格氏液 1000 mL。患者血压逐渐稳定，去甲肾上腺素逐渐减量并最终停止。患者自主呼吸逐渐恢复，继续给予呼吸机辅助通气。本例中患者术后一直未出现阴道流血增多等症状。间断给予呋塞米（速尿），尿量维持于 50 mL / h 以上。术后 48 h 拔除气管导管。情况趋于稳定，返回普通病房。

【分析】

如何对羊水栓塞患者进行处理？

羊水栓塞发病迅猛，常来不及做许多实验室检查患者已经死亡，因此提高警惕，早诊断、早处理，以及早用肝素和及早处理妊娠子宫是关键。多数病例在发病时常首先出现寒战、烦躁不安、咳嗽、气急、发绀、呕吐等症。如羊水侵入量极少，则症状较轻，可能仅有烦躁不安和咳嗽，有时可自行恢复。如羊水混浊或侵入量较多则症状较重较典型，应给予急救。

1）充分供氧。应立即给予患者充足供氧，经面罩加压给氧为佳。必要时立即行气管插管，连接呼吸机给氧，有助于改善肺水肿和脑水肿。

2）抗过敏。出现过敏性休克应该应用大剂量皮质激素，常选用氢化可的松，即时 500 mg，一般每日 1000 ~ 2000 mg，静脉滴注。但激素可抑制网状内皮系统功能，使已激活的凝血因子不能及时清除而加重 DIC，故反复应用时应注意，在使用肝素治疗的基础上应用本药为好。

3）降低肺动脉高压。解除肺动脉高压才能根本改善缺氧，预防急性右心衰竭、末梢循环衰竭和急性呼吸衰竭。除了第四篇中介绍的药物，还有一些药物见表 14-1。

表 14-1　羊水栓塞时可用于解除肺动脉高压的药物

药物	作用	用法
氨茶碱	解除肺血管痉挛，扩张冠状动脉，利尿，解除支气管平滑肌痉挛	0.25~0.5g 加入 10%~25% 葡萄糖液 20mL，iv
罂粟碱	扩张冠状血管和肺、脑血管	30~60mg 加入 25% 葡萄糖液 20mL，iv
阿托品	解除肺血管痉挛，还能抑制支气管的分泌功能，改善微循环	0.5~1mg，iv，每 10~15 分钟一次，至症状好转
酚妥拉明	解除肺血管痉挛	20mg 加入 10% 葡萄糖液 250mL，vd

4）抗休克。羊水栓塞引起的休克比较复杂，与过敏、肺源性、心源性及 DIC 等多种因素有关。故处理时必须综合考虑。

（1）扩充血容量：应尽早、尽快扩充血容量，但应警惕可能诱发心力衰竭。可根据肺毛细血管楔压（PCWP）或中心静脉压指导输液。无论用哪种监护方法，都应在插管的同时抽血 5 mL，做血液沉淀试验，涂片染色寻找羊水成分，并做有关 DIC 实验室检查。

（2）纠正酸中毒：首次可给 5% 碳酸氢钠 100~200 mL，或根据公式计算：碳酸氢钠（g）=（55− 测得的 CO_2CP）× 0.026 × 体重（kg），先注入计算量的 1/2~2/3。再根据动脉血气分析结果给药。

（3）使用血管活性药物：对于休克症状严重或血容量虽已补足但血压仍不稳定者，可选用血管活性药物。可给予泵注多巴胺或去甲肾上腺素。

5）防治 DIC。DIC 的处理要尽快尽早。诊断一旦确立，就应开始抗凝治疗，尽早使用肝素，以抑制血管内凝血，保护肾脏功能。首次应用肝素量 1 mg/kg（约 50 mg），加入生理盐水 100 mL 内，静脉滴注，1 小时滴完。同时监测凝血时间，维持凝血时间在 20 分钟左右，必要时重复给药。在给肝素的基础上输注新鲜血，并补充纤维蛋白原、血小板及新鲜冰冻血浆等，补充凝血因子。

6）预防心力衰竭。将去乙酰毛花苷 0.2 ~ 0.4 mg 稀释于 25% 葡萄糖液 20 mL 中，静脉注射，必要时 4 ~ 6 小时重复一次，总量每日 < 1.2 mg。另辅以呋塞米 40 ~ 80 mg，静脉注射，防治心力衰竭。

7）防治多器官损伤。除肺脏和心脏外，肾脏是羊水栓塞时极易受累的器官。为防止肾衰竭，在抗休克时必须注意肾的血灌注量，血容量未补充前不用或慎用缩血管药物，当血容量补足后，血压回升而每小时尿量仍少于 17mL 时，应给予利尿药物治疗。急性肾衰竭者应尽早进行血液透析等急救措施。

8）产科处理。及时的产科处理对于成功抢救极为重要。术时及产后密切注意子宫出血等情况。如无出血，继续保守治疗；如有难以控制的产后大出血且血液不凝者，应当机立断行子宫切除术，以控制胎盘剥离面血窦出血，并阻断羊水沉渣继续进入血循环使病情加重。宫缩剂一方面可能促使贮留在子宫壁内的羊水进入母血循环，导致病情恶化；另一方面可促进子宫收缩，可起到生物学结扎血管作用，是产后胎盘剥离面止血的重要机制。对其使用意见尚不一致。总体而言使用宫缩剂利大于弊。

【进阶病例】

患者女性，33 岁，孕 38 周 +3 天，前次剖宫产史。硬膜外麻醉下行剖宫产术。缝合腹部肌层时患者烦躁不安，自述不适。给予咪唑安定 2 mg，面罩加压给氧，静脉快速滴注氢化可的松 150 mg。5 min 后患者逐渐平静，术后观察 30 min，送回病房。

术后随访无特殊情况。

【分析】

这是一例轻度羊水栓塞患者，仅表现为烦躁，给予镇静、给氧并静滴氢化可的松即好转。轻度羊水栓塞病例在剖腹产患者并不少见，出现此种症状者应与麻醉阻滞不完善引起的牵拉不适和局麻药中毒相鉴别。

【关键点】

1. 羊水栓塞发病迅猛，是由羊水进入血循环引起的，剖宫产为风险因素。

2. 羊水栓塞的主要病理生理基础是肺动脉高压和 DIC。

3. 羊水栓塞表现轻者烦躁不安，重者呼吸循环停止。

4. 羊水栓塞的处理关键是早诊断、早处理、早用肝素。

5. 首要措施是吸氧、抗过敏、抗休克、降肺动脉压，在此基础上防治心衰、DIC 和多器官功能障碍。

参考文献

[1] Clark SL, Hankins GD, Dudley DA, et al. Amniotic fluid embolism: analysis of the national registry [J]. Am J Obstet Gynecol, 1995, 172 (41): 1158 - 1169.

[2] Burrows A, Khoo SK. The amniotic fluid embolism syndrome: 10 years experience at a major teaching hospital [J]. Aust New Ireland J Obstet Gynecol,1995,35: 245 - 250.

第十五篇　宫颈环扎病例

病例

患者女性，36 岁，停经 20 周。既往 4 次流产史。拟行宫颈环扎手术。

【分析】

1. 什么是宫颈环扎术？

采用无创伤缝合或结扎术缩小宫颈管内口以防治晚期流产和早产，称为宫颈环扎术。这种手术一般应用于：内口松弛症、陈旧性宫颈裂伤、阴道段宫颈短于 0.5 cm，或在病史中有晚期流产、早产史者；双胎及多胎妊娠；前置胎盘。对子宫内口松弛症者，一般早期妊娠末或中期妊娠开始手术，或在以往流产数据提前一周时实行。大多数手术时间在孕 16 ~ 24 周。可经腹或经阴道进行，经阴道术式有 Shirodkar 式和 McDonald 式，前者耗时较后者长，但都不会超过 30 ~ 40 分钟。

2. 宫颈环扎术的麻醉应注意什么？

宫颈环扎术可采用宫颈旁阻滞，采用 1% 利多卡因 8 ~ 20 mL，宫颈旁每侧注入 4 ~ 5 mL，深度为 1 cm 左右。静脉辅以适量镇静药物。

区域麻醉对大多数患者是更好的选择。可采用小剂量重比重布比卡因（7.5～10 mg）进行蛛网膜下隙麻醉。平面不能过高，但应不低于 T10。有学者提倡在局麻药中加入芬太尼 10～20 μg，从而将布比卡因用量减小至 5.25 mg。小剂量硬膜外麻醉也可用于宫颈环扎术。

有区域麻醉禁忌者也可使用全麻。宫颈环扎术的大部分患者孕龄较小，反流误吸的风险还未升高。只要经过合理的禁饮食，可以采用自主呼吸或喉罩通气的全麻，否则应气管插管。丙泊酚、芬太尼和吸入麻醉剂都可安全用于此类手术的麻醉。

术后患者常需卧床休息，如有条件，此类患者术后采用硬膜外镇痛较好。

【病例进展】

对患者实施硬膜外—蛛网膜下隙联合麻醉。蛛网膜下隙注入 0.75% 布比卡因 1.2 mL + 50% 葡萄糖溶液 0.1 mL，麻醉平面控制于 T10。硬膜外置管，术后给予硬膜外镇痛，采用 0.2% 罗哌卡因，背景剂量 4 mL / h，PCEA 剂量 2 mL。

【分析】

硬膜外镇痛用什么药物？

布比卡因、罗哌卡因都可用于硬膜外镇痛。但罗哌卡因低浓度时运动—感觉神经阻滞分离的特点更明显。和布比卡因相比，罗哌卡因的代谢速度快，蛋白结合率更高，脂溶性较低，而胎盘的转运率相似。因此，如果用于分娩镇痛，从母血进入胎儿的药量少于布比卡因，且在胎儿中存留的时间短，相对布比卡因更为安全。用于术后硬膜外镇痛，镇痛效果好的同时不影响患者行走，安全可靠。多项临床研究表明腹部手术硬膜外术后镇痛与运动神经阻滞之间平衡最佳的罗哌卡因浓度为0.2%。如在罗哌卡因药液中加入芬太尼2μg/mL，可降低罗哌卡因的需要量，对运动神经的影响更小。

【关键点】

1. 宫颈结扎术多在孕16～24周进行，手术时间短，创伤小。
2. 宫颈结扎术采用硬膜外—蛛网膜下隙联合麻醉为佳，麻醉平面应不低于T10，硬膜外可用于术后镇痛。

参考文献

Datta S, Kodali BS, Segal S.Obstetric Anesthesia Handbook [M]. 5th ed. New York, TX: Springer Science+Business Media, 2010.

附录一
ASA 产科麻醉执业指南（2007）节选

美国麻醉学会产科工作组更新报告

该更新包括了 1998 年 ASA 发布"产科麻醉执业指南"以后发表的数据，也包括了比以前范围更广的资料和建议。

指南

Ⅰ . 麻醉前评估

病史和体格检查　虽然没有充分的对比研究来评价询问主要病史（例如回顾医疗记录）或者进行体格检查对围产期的影响，但文献报道了某些患者或者临床表现可能与产科并发症相关。这些表现包括但不限于先兆子痫、妊娠相关的高血压异常、HELLP 综合征、肥胖和糖尿病。

围产期血小板计数　文献尚不足以评价常规的血小板计数是否可以预测非复杂病情产妇的麻醉相关并发症，文献提示对伴有可疑妊娠相关高血压异常（比如先兆子痫或 HELLP 综合征）产妇以及其他与凝血功能异常的产妇来说，血小板计数在临床上是有用的。

建议　目前尚未确定特定的血小板计数预示会发生椎管内麻醉并发症，麻醉医师应当根据患者病史、体格检查和临床体征决定是否需要检查血小板计数。健康产妇不需要常规检查血小板计数。

Ⅱ . 预防误吸

清液体　没有充足的证据可以得出产程中呕吐、反流或肺误吸的风险与禁饮清液体时间有关，顾问和 ASA 成员均赞同产程中饮清液体可以改善孕妇舒适度和满意度，虽然 ASA 成员犹疑，但是顾问们赞同产程中饮清液体不增加孕妇并发症。

建议 可以允许病情不复杂的产妇饮用适量清液体，病情不复杂的产妇实施择期剖宫产术麻醉诱导 2 小时前可以饮用适量清液体。清液体包括但不限于水、没有果肉的果汁、苏打饮料、清茶、黑咖啡和运动饮料，摄入的液体容量不如摄入的液体内所含的颗粒物（对预防误吸）重要。然而，对于有额外误吸风险因素（例如病态肥胖、糖尿病、困难气道）的产妇或者剖宫产可能性增加（非确定性胎心率形式）的产妇可能要根据具体情况进一步限制摄入。

固体食物 尚未确定可以预测引起产妇麻醉并发症的固体食物禁食时间，没有足够文献证明孕妇任何特定禁食固体食物期限的安全性。顾问们和 ASA 成员们都赞同产程中摄入固体食物可能增加孕妇并发症，他们都强烈赞同择期实施剖宫产术或者产后输卵管结扎的产妇应当根据所摄入的食物种类（例如脂肪含量）禁食 6~8 小时。特别工作组认识到产程中需要的时间不确定，因而预先设定非择期剖宫产术前禁食时间是不可能的。

建议 产妇产程中应当避免摄入固体食物，实施择期手术（安排好的剖宫产术或者产后输卵管结扎）的产妇应当根据所摄入的食物种类（例如脂肪含量）禁食 6~8 小时。

制酸剂、H2 受体拮抗剂和胃复安 文献不足以证明降低胃酸度与呕吐频率、肺误吸、产妇吸入胃内容物的发病率和死亡率之间的关系，已发表的证据支持围产期术前使用非颗粒性制酸剂（例如柠檬酸钠、碳酸氢钠）降低胃酸度的有效性，然而文献不足以说明非颗粒性制酸剂对胃容量的影响。文献提示 H2 受体拮抗剂降低产妇胃酸度有效，并且支持胃复安降低围产期恶心、呕吐发生率的作用。顾问们和 ASA 成员们赞同术前使用非颗粒性制酸剂可以减少产妇并发症。

·建议 执业医师可以在术前（例如剖宫产术、产后输卵管结扎术）适时使用非颗粒性制酸剂、H2 受体拮抗剂和 / 或胃复安预防误吸。

Ⅲ . 剖宫产手术的麻醉选择

设备、装备和操作职员 文献不能充分评价产房配置与大手术室类似的设备、装备和操作职员的好处。顾问们和 ASA 成员强烈赞同产房配置与大手术室类似的设备、装备和操作职员。

建议 产房应当配置与大手术室类似的设备、装备和操作职员，也要在产房配置处理可能的并发症（插管失败、镇痛不全、低血压、呼吸抑制、瘙痒、呕吐）需要的资源，应该有合适的设备和具备资格的人员照顾全麻或椎管内麻醉苏醒期的产妇。

全麻、硬膜外麻醉、脊麻或者腰硬联合麻醉 文献提示全麻与硬膜外麻醉或脊麻相比诱导到分娩时间短，椎管内麻醉相关产妇低血压发生率较高。文献荟萃分析发现与硬膜外麻醉相比产妇全麻后新生儿产后 1、5 分钟的 Apgar 评分较低，也提示与脊麻相比全麻后 Apgar 评分较低；至于与硬膜外麻醉或脊麻相比，全麻后脐动脉 pH 差异文献持犹疑态度。

顾问们和 ASA 成员赞同全麻与硬膜外或脊麻相比会降低麻醉到切皮的时间，他们也赞同全麻增加产妇并发症，对于全麻增加胎儿和新生儿并发症的观点顾问们持犹疑态度，而 ASA 成员则赞同。顾问们和 ASA 成员都赞同与脊麻相比硬膜外麻醉需要更多的时间才能切皮，而且麻醉质量较差，他们都赞同硬膜外麻醉增加产妇并发症。

硬膜外麻醉和脊麻相比时，文献荟萃分析发现脊麻麻醉诱导到切皮时间短，关于低血压、脐动脉 pH 和 Apgar 评分文献则得出犹疑结果。顾问们和 ASA 成员都赞同与脊麻相比硬膜外麻醉增加麻醉诱导到切皮的时间、降低了麻醉质量，他们都反对硬膜外麻醉增加产妇并发症的观点。

腰硬联合麻醉和硬膜外麻醉相比时，文献荟萃分析发现低血压发生率、1 分钟 Apgar 评分没有差异；文献不足以评价腰硬联合麻醉与硬膜外麻醉相比的相关结果。顾问们和 ASA 成员均赞同腰硬联合麻醉减少麻醉诱导到切皮的时间，顾问们和 ASA 成员都反对与脊麻相比腰硬联合麻醉改善了麻醉效果，对于腰硬联合麻醉减少了产妇不良反应的观点，ASA 成员持犹疑态度而顾问们则反对。顾问们强烈赞同、ASA 成员赞同腰硬联合麻醉与脊麻相比对于时间长的手术灵活性增加，他们都赞同麻醉诱导到切皮的时间增加了。

建议　应当根据多因素个体化决定选择哪种麻醉实施剖宫产术，这些因素包括麻醉剂、产科因素、胎儿风险因素（例如择期手术或者急诊手术）、产妇的选择以及麻醉医师的判断。大多数剖宫产术者喜欢选择椎管内麻醉而不选择全麻，预先留置好的硬膜外导管可以与急诊剖宫产麻醉诱导有一样的麻醉起效时间。如果选择脊麻，则应当使用笔尖式脊麻针而不选用切割斜面式脊麻针。而全麻可能是某些临床情况的合适选择（例如重度胎心心动过缓、子宫破裂、大出血、严重胎盘早剥）。不管实施哪种麻醉技术，麻醉时都应维持子宫移位（通常是左移）。

静脉液体预扩容　文献支持、顾问们和 ASA 成员赞同脊麻时静脉液体预扩容相比不用静脉液体预扩容可以减少产妇低血压发生率。

建议　剖宫产术脊麻时可以先进行静脉液体预扩容以减少产妇低血压发生率，虽然静脉液体预扩容可以减少低血压发生率，但是不应该等静脉输入一定量的液体后才开始麻醉。

麻黄碱和苯肾上腺素　文献支持在椎管内麻醉下行剖宫产术时使用麻黄碱，提示使用苯肾上腺素可以有效减少产妇低血压。术中输注麻黄碱时比输注苯肾上腺素发生临界低血压的概率增加，文献对此持犹疑态度，输注麻黄碱后导致脐动脉 pH 偏低。顾问们赞同、ASA 成员强烈赞同使用麻黄碱处理椎管内麻醉期间低血压是可以接受的，顾问们强烈赞同、ASA 成员赞同苯肾上腺素是一种处理低血压可以接受的药物。

建议　静脉注射麻黄碱、去氧肾上腺素都是处理椎管内麻醉低血压的有效药物，如果产妇没有心动过缓，则首选去氧肾上腺素，因为对于病情不复杂的产妇，苯肾上腺素可以改善胎儿酸碱状态。

椎管内阿片类药物术后镇痛　硬膜外麻醉剖宫产术后，文献支持与间断静脉注射或肌内注射阿片类药物相比硬膜外腔使用阿片类药物可以改善术后镇痛效果，然而却发现硬膜外腔使用阿片类药物后皮肤瘙痒的发生率增加。文献不能充分评价硬膜外腔阿片类药物与 PCA 静脉用药相比的影响，此外，文献不能充分评价脊麻阿片类药物与非口服阿片类药物的影响。顾问们强烈赞同、ASA 成员赞同椎管内使用阿片类药物可以改善镇痛和产妇满意度。

建议　椎管内麻醉剖宫产术后镇痛首选椎管内阿片类药物而不采用间断非口服用药。

Ⅳ . 产科和麻醉紧急情况的处埋

观察性研究和个案报道提示配备处理出血紧急事件的设备有助于减少产妇并发症，顾问们和 ASA 成员都强烈赞同配备处理出血紧急事件的设备以减少产妇并发症。

建议　提供产科服务的机构应当配备处理出血紧急事件的设备（表 1）。紧急情况下可以使用特殊血型血液或者 O 型 Rh

阴性血，在难治性出血而没有库血可用的情况或者产妇拒绝库血时，有条件的可以考虑自体血液回收输血。

表 1　处理产科出血紧急事件配备设备

大口径静脉留置导管
液体加温器
充气式体温保暖器
有库血资源配备
快速输血输液设备，包括但不限于：可手挤式液体袋、手动充气加压袋和自动输液装置

上述所列项目只代表建议，应该根据特殊需要、执业医师和卫生机构的喜好及技术来定制这些项目。

　　中心有创血流动力学监测　文献不能充分检验与怀孕相关高血压异常的产妇实施肺动脉置管监测是否可以改善母、胎、婴结果，关于只实施中心静脉置管监测处理产科患者文献是沉默的。顾问们和 ASA 成员赞同常规使用中心静脉或肺动脉置管监测不减少严重先兆子痫患者的并发症。

　　建议　应该根据包括患者治疗史和心血管风险因素等临床适应证来决定是否实施有创血流动力学监测，并且应因个体需要而实施。特别工作组认识到不是所有产科机构的执业医师可以利用实施中心静脉或肺动脉置管的资源。

　　处理气道紧急事件的设备　个案报道提示配备处理气道紧急事件的设备可能降低母、胎、婴并发症。顾问们和 ASA 成员都强烈赞同处理气道紧急事件的设备随手可用可以降低母、胎、婴并发症。

　　建议　产房应该有可以随时处理气道紧急事件的设备和人员，根据 ASA 处理困难气道执业指南，应配备脉搏氧饱和度监测仪和定性二氧化碳检测探头，提供椎管内麻醉时基本气道管理的设备（表2）应该随手可用。此外，产房手术区应该有随手可用的处理困难气道设备（表3）。麻醉医师应该为困难气道事先设计好气管插管策略，当气管插管失败时，应该利用压迫环状软骨面罩通气或者使用喉罩、声门上气道装置（例如联合导管、置入性喉罩 Fastrash ）通气等方式来维持气道通畅并使肺通气。如果不能实施通气又不能唤醒患者，则气管切开建立通气道。

表2　实施椎管内麻醉期间建议配备的气道管理设备

喉镜及配套镜片
气管导管、管芯
氧气气源
负压吸引装置，带有管道、吸痰管
简易呼吸器及正压通气面罩
用于维持血压的药物、肌松剂和镇静催眠剂
定性二氧化碳检测探头
脉搏氧饱和度监测仪

上述所列项目只代表建议，应该根据特殊需要、执业医师和卫生机构的喜好及技术来定制这些项目。

表3　建议产房剖宫产分娩区配备的处理困难气道便携式设备

与常规使用的型号、设计不同的硬质喉镜片
喉罩通气道
合适型号的气管导管
气管导管引导子，包括但不限于：带有或不带中空喷射通气孔的半硬式管芯、光棒、设计用于操作气管导管远端的气管插管钳
逆行导引插管设备
至少有一种适用于紧急无创通气的装置，包括但不限于：带有经气管喷气式通气机的中空喷气通气管芯、声门上气道通气设备（例如联合导管、置入性喉罩 Fastrash ）
光纤插管设备

适合于紧急实施手术开放气道（例如环甲膜切开术）的设备
呼出气二氧化碳检测探头
表面麻醉剂和血管收缩剂

上述所列项目只代表建议，应该根据特殊需要、执业医师和卫生机构的喜好及技术来定制这些项目。

心肺复苏 文献不能充分评价为产程中和分娩过程中的产科患者实施心肺复苏的有效性，美国心脏学会声明，如果心跳骤停发生，施救者最多有 4 ~ 5 min 来决定是否可以通过基本生命支持和进一步心脏生命支持干预使心脏复跳。娩出胎儿可能通过缓解对主动脉、腔静脉的压迫来改善心肺复苏产妇的效果，美国心脏学会进一步指出，"妊娠期 > 24 ~ 25 周的胎儿在母体心脏停跳后不超过 5 min 内娩出者存活率最高，这就表示医师必须在产妇心跳骤停后约 4 min 开始子宫切开"。顾问们和 ASA 成员强烈赞同在产房配备基本和进一步生命支持设备并且随时可用可以降低母、胎、婴并发症。

建议 在产房手术区应该配备基本和进一步生命支持设备且随时可用，如果产程中和分娩时发生心跳骤停，应当开始标准复苏操作。此外，应该维持子宫移位（通常向左移位），如果 4 min 内母体循环没有恢复，产科医师应该实施剖宫产术。

附录二
中华医学会麻醉分会
产科麻醉快捷指南（2012）节选

一、妊娠期生理改变

妊娠期产妇的生理发生了显著的改变，随着妊娠时间的推移，这些改变更加显著，特别是高危产妇，这些生理改变会对麻醉产生影响。

1. 心血管系统和血液系统

1）孕妇总循环血容量逐日增多，妊娠 33 周时达最高峰。血容量增多加重了循环系统的负荷，对有心脏疾病的产妇，易诱发心力衰竭、肺充血、急性肺水肿等各种危险并发症。

2）血浆容量的增加大于血细胞的增加，血液是呈稀释性贫血状态。

3）妊娠期大多数凝血因子、纤维蛋白原明显增多，表现为血液高凝状态。

4）第一产程时子宫收缩可使回心血量明显增加，心排血量可增加 20% 左右；第二产程时孕妇屏气动作可使腹内压显著升高，增加回心血量，加重心脏负担。心排血量在产后最初阶段达峰值，可超出产前值 80% ~ 100%。

5）剖宫产时，胎儿取出使腹腔压力骤减，大量血液聚集于腹腔，使回心血量骤减，导致血压明显降低；子宫收缩后大量的血液又被挤回心脏，使心脏负荷加重。

2. 呼吸系统

1）在怀孕期间，孕妇功能余气量减少了 15% ~ 20%，使孕妇氧的储存能力明显减少。同时由于孕妇本身代谢增加以及胎儿的缘故，孕妇氧耗比非妊娠妇女增高约 20%。储氧能力的减少和氧耗的增加使孕妇更容易发生缺氧，因此麻醉时应保障孕妇充足的氧供。

2）妊娠期间，孕妇呼吸道的毛细血管处于充血状态，容易出血和水肿。因此，气道可能比评估的更加困难，全麻气管插管时容易引起黏膜出血，在选择气管导管时，应该选用比非妊娠妇女常规使用气管导管直径更细的型号（如：6.0 ~ 7.0 mm），尽量避免经鼻吸痰。

3. 消化系统

1）孕妇胃排空延迟、胃内压增加以及下端食道括约肌压力降低增加了反流、误吸的危险性。

2）对于剖宫产手术麻醉管理都应遵循"饱胃"的处理规范。

4. 神经系统

1）妊娠期间孕妇对吸入麻醉药的需要量减少，七氟烷和异氟烷的最低肺泡有效浓度分别比正常降低 25% 和 40%。

2）由于孕妇硬膜外血管怒张，硬膜外阻滞时对局麻药的需要量减少。

5. 其他系统的改变

1）孕妇促甲状腺激素、甲状腺激素分泌增多，机体基础代谢率增加。

2）孕妇肾上腺皮质激素处于功能亢进状态，血清皮质醇浓度增加。

孕期肾素—血管紧张素—醛固酮系统分泌量增加，高肾素活性和高醛固酮可抵消大量孕酮所致的排钠利尿及肾小球滤过率增高，起防止发生负钠平衡及血容量减少的代偿作用。

二、麻醉药对母体、胎儿及新生儿的影响

几乎所有的麻醉、镇痛、镇静药都能迅速通过胎盘。而对于神经肌肉阻滞药，包括去极化和非去极化肌松药，都因低脂溶性和高离解度而不易通过胎盘，因此对胎儿影响不大。

1. 麻醉性镇痛药

1）哌替啶

哌替啶对新生儿有一定的抑制作用，可导致新生儿呼吸抑制、Apgar 评分以及神经行为能力评分降低。用于分娩镇痛时，应在胎儿娩出前 1 小时内或 4 小时以上给药。目前临床很少单独应用哌替啶。

2）芬太尼

芬太尼可迅速通过胎盘，在分娩过程中使用芬太尼（肌注或静脉），可增加新生儿呼吸抑制的发生率。

目前最常用于硬膜外分娩镇痛。低浓度的局麻药复合小剂量的芬太尼从硬膜外给药，镇痛效果良好且对母婴无不良影响。

3）吗啡

因为胎儿的呼吸中枢对吗啡极为敏感，因此，常规剂量的吗啡就会造成胎儿明显的呼吸抑制，现在吗啡基本上不用于产科患者。

4）瑞芬太尼

瑞芬太尼在血浆中代谢迅速，半衰期 1.3 min，持续使用无蓄积效应。对产妇可提供良好的镇痛，同时对胎儿无明显的不良反应。但是瑞芬太尼在产科中应用时间还短，需要更进一步的证明。

5）布托啡诺和纳布啡

2 mg 布托啡诺或 10 mg 纳布啡对呼吸的抑制作用和 10 mg 吗啡的作用相当。临床剂量可引起胎心的改变，和上述阿片类

药物对比，没有特别的优点。

6）非麻醉性镇痛药：曲马多

（1）曲马多主要作用于 μ 受体，镇痛效价约为吗啡的十分之一，其对呼吸循环的影响轻微。

（2）曲马多起效稍慢，但镇痛时间长，可维持 4 ~ 6 小时，适合于分娩镇痛。分娩时，100 mg 曲马多静脉单次应用，对母婴没有明显不良影响。注意：对孕妇安全性尚不明确，应权衡利弊慎用。

2. 镇静安定药

1）地西泮

（1）用于分娩过程中镇静和抗焦虑。

（2）容易通过胎盘，静脉注射 10 mg 在 30 ~ 60 秒内或肌肉注射 10 ~ 20 mg 在 3 ~ 5 分钟内即可进入胎儿。

（3）在新生儿的半衰期较长，可能导致胎儿出生后镇静、肌张力减退、发绀以及对应激反应的损害。

2）咪达唑仑

（1）可迅速透过胎盘，但透过量少于地西泮，对胎儿的影响尚不清楚。

（2）无镇痛作用，但可降低吸入全麻药的 MAC，与麻醉性镇痛药有协同作用。

（3）有一定的呼吸抑制作用，对血流动力学也有影响。

3）氯丙嗪和异丙嗪

（1）主要用于先兆子痫和子痫病人，以达到解痉、镇静、镇吐及降压作用。

（2）临床多与哌替啶联合使用。异丙嗪是在产科中最常使用的吩噻嗪类药物。

3. 全身麻醉药

1）氯胺酮

（1）用法：静脉用 1 ~ 1.5 mg / kg，不超过 2 mg / kg，大于该剂量可能产生精神症状以及子宫张力的增加。

（2）对于有哮喘和轻度低血容量的孕妇具有优势，高血压及严重血容量不足的孕妇禁用。

2）丙泊酚

（1）为新型静脉催眠药，催眠效能为硫喷妥钠的 1.8 倍。起效快，维持时间短，苏醒迅速。

（2）可透过胎盘，大剂量使用（用量超过 2.5 mg / kg）可抑制新生儿呼吸。

（3）异丙酚用于剖宫产时，病人迅速苏醒，并未引起新生儿长时间抑制。但应注意其对产妇血压的影响。

3）依托咪酯

（1）静脉注射 0.2 ~ 0.3 mg / kg 可用于孕妇的麻醉诱导，但插管反应较强，新生儿评分和硫喷妥钠相似。

（2）可用于血流动力学不稳定的孕妇。

4. 肌肉松弛剂

（1）在临床剂量下，无论是去极化肌松药还是非去极化肌松药都可安全应用于产科麻醉。

（2）琥珀胆碱用于全麻诱导时的剂量为 1.0 ~ 1.5 mg / kg。

（3）当琥珀胆碱有禁忌时，可用罗库溴铵作快速诱导，剂量为 0.6 ~ 1.32 mg / kg。

5. 吸入麻醉药

1）氧化亚氮

（1）可用于分娩镇痛和产科麻醉的维持。

（2）可迅速通过胎盘，对母婴无明显的不良影响。

（3）可促进子宫的收缩，使收缩力和频率均增加，对母亲有利。

（4）使用高浓度的氧化亚氮时，应警惕缺氧的发生。

（5）麻醉作用较弱，不能单独用于麻醉维持，必须复合其他吸入麻醉药。

2）安氟烷、异氟烷和七氟烷

（1）对宫缩的抑制作用：安氟烷 > 异氟烷 > 七氟烷。

（2）产科全麻时，50% 的氧化亚氮复合低浓度强效的麻醉药（0.5MAC 吸入麻醉剂）维持，对子宫收缩的影响小，对新生儿没有明显的影响。

6. 局部麻醉药

1）利多卡因

（1）多用于剖宫产的麻醉。1.5% ~ 2% 的利多卡因用于硬膜外麻醉，对母婴安全有效。

（2）利多卡因心脏毒性小，对母婴影响小，是产科麻醉中最常用的局麻药。

2）布比卡因

（1）低浓度时有明显的运动—感觉神经阻滞分离的特点。

（2）常用于产科蛛网膜下隙阻滞或硬膜外分娩镇痛。

（3）分娩镇痛：现在临床上分娩镇痛常用的布比卡因的浓度为 0.0625% ~ 0.125% 布比卡因 +（1 ~ 2）μg / mL 芬太尼。

（4）布比卡因心脏毒性大于利多卡因，且布比卡因引起的心跳骤停很难复苏。产科麻醉禁用 0.75% 布比卡因。

3）罗哌卡因

（1）低浓度时运动—感觉神经阻滞分离的特点更明显。和布比卡因相比，罗哌卡因的代谢速度快，蛋白结合率更高，脂溶性较低，而胎盘的转运率相似。因此，从母血进入胎儿的药量少于布比卡因，且在胎儿中存留的时间短，相对布比卡因更为安全。

（2）常用于硬膜外分娩镇痛，其用法为 0.075% ~ 0.125% 罗哌卡因 +（1 ~ 2）μg / mL 芬太尼，以 0.1% 罗哌卡因 +1 μg / mL 芬太尼较为常用，其对运动神经的影响比布比卡因更小，对母婴安全可靠。

（3）罗哌卡因的心脏毒性大于利多卡因，但明显小于布比卡因且清除速度更快。因此，罗哌卡因的安全剂量明显大于布比卡因。

4）左旋布比卡因

（1）为布比卡因的 S 异构体（即左旋），临床药效与布比卡因相似，但其安全性明显高于布比卡因。

（2）择期剖宫产手术中使用 0.5% 左旋布比卡因和布比卡因，两者在感觉和运动神经阻滞的起效时间、消退时间、麻醉效力以及肌松方面效果相当。

5）氯普鲁卡因

（1）是一种酯类局麻药，其特点为起效迅速、作用时间短。

（2）水解速度快，在体内迅速代谢，且不能通过胎盘，可安全地应用于产科麻醉。

（3）主要应用于急诊剖宫产硬膜外麻醉的诱导。由于其代谢迅速，因此不太适合用于硬膜外麻醉的维持。氯普鲁卡因会导致在其后硬膜外给予的布比卡因、芬太尼或吗啡作用减弱。

（4）蛛网膜下隙给予氯普鲁卡因可能会引起蛛网膜炎，应该引起注意。

三、剖宫产的麻醉

1. 麻醉前的评估

1）病史采集：手术麻醉史、孕期保健、相关的产科病史。

2）体格检查：气道、心肺检查、基础血压，若拟行椎管内麻醉需行背部的体格检查。

3）术前检查：血、尿常规、血小板计数及出凝血时间、血型交叉检查。肝肾功能，心电图及胸部 X 线检查。血小板计数或凝血功能异常者不宜行椎管内麻醉。

4）预防误吸性窒息和肺炎措施

（1）择期剖宫产麻醉前严格禁食禁水至少 6 小时。

（2）麻醉前口服 0.3 M 枸橼酸钠 30 mL 或 30 min 前静注或口服 H2 受体拮抗剂。

（3）避免术中深度镇静。

5）实施麻醉前后应由专业人员监测胎儿的心率。

6）对高危产妇，术前产科医师、麻醉医师和多学科综合治疗小组成员之间应有沟通和交流。

2. 剖宫产麻醉注意事项

1）妊娠期麻醉风险加大，麻醉前应对产妇、胎儿作出全面评估。

2）麻醉的物质和技术条件必须齐全。麻醉科医师应熟练掌握各种困难气道的插管和策略。应准备好面罩、喉罩或声门上气通通气装置以及呼吸机维持气道通畅。必要时行手术切开建立人工气道。

3）对麻醉技术的选择应该做到个体化。对于大多数剖宫产患者而言，椎管内麻醉要比全身麻醉安全。在需要术中抢救复苏时（如子宫破裂、严重胎盘早剥造成的大出血等），首选全麻。

4）腰麻时，应选择笔尖式脊髓麻醉针，以降低头痛等并发症的发生。

5）应保持子宫左侧卧位直到胎儿取出为止。

6）麻醉前或麻醉时适当静脉补液以降低剖宫产手术腰麻引起低血压的发生率。

7）去氧肾上腺素和麻黄碱为治疗椎管内麻醉引起的低血压的有效药物。对于无复杂情况的妊娠，如产妇无心动过缓则优先选用去氧肾上腺素。

8）在顽固性出血的病例中，如果无法及时获取库血或患者拒绝输库血时，可考虑收集术中出血过滤后回输患者体内。可根据个体需要决定是否行有创血流动力学监测。

3. 麻醉方法

1）硬膜外麻醉

（1）优点：麻醉效果良好，麻醉平面和血压较容易控制，对母婴安全可靠。

（2）缺点：可切开皮肤所需时间较长；可能出现镇痛不全。

（3）麻醉实施与管理：

①麻醉前常规开放静脉通道，给予预防性输液。

②穿刺点选择 $L_1 \sim L_2$ 或 $L_2 \sim L_3$ 间隙。

③硬膜外穿刺成功后置入导管 $3 \sim 5$ cm。

④操作完成后，产妇采用向左侧倾斜30度体位，或垫高产妇右髋部，使之左侧倾斜30度，以预防仰卧位低血压的发生。

⑤硬膜外给予试探剂量（1.5% 利多卡因 $3 \sim 5$ mL），观察5分钟。

⑥麻醉药一般选用 1.5% ~ 2% 利多卡因或 0.5% 布比卡因，在紧急剖宫产时可用 3% 氯普鲁卡因。硬膜外用药剂量可比非孕妇减少 1/3。在局麻药中添加一定剂量的芬太尼（$50 \sim 100$ μg）能提供更完善的麻醉效果。

⑦麻醉平面应达到 T8 以上、T6 以下。

⑧硬膜外麻醉的局麻药用药量较大，警惕局麻药中毒等不良反应。具体措施包括注药前应回抽，给予试验剂量。并选择较为安全的局麻药，如利多卡因、罗哌卡因、左旋布比卡因等。

2）蛛网膜下隙阻滞

（1）优点：起效迅速，麻醉成功率高，局麻药用量小，无麻醉药中毒风险，通过胎盘进入胎儿的药量少。

（2）缺点：麻醉时间有限，产妇容易出现低血压。

（3）麻醉实施与管理：

①麻醉前，静脉预先给予一定量的液体。

②准备好去氧肾上腺素、麻黄碱等。

③于 $L_2 \sim L_3$ 或 $L_3 \sim L_4$ 间隙穿刺。

④常用药物为高比重的布比卡因，一般 0.75% 布比卡因 10 mg，有效时间为 1.5 ~ 2 小时。

⑤操作完成后，产妇采用左侧倾斜 30 度的体位，以预防低血压的发生。

3）蛛网膜下隙与硬膜外腔联合阻滞（CSE）

（1）优点：

①起效迅速，阻滞完善，且能随意延长麻醉时间，近年来在产科中的应用越来越广泛。

②针管内技术避免了和皮肤的直接接触，减少了感染的机会。

③笔尖式针芯对硬脊膜的损伤更小，且更容易愈合，明显减少了脑脊液的外漏，使 CSE 的头痛等并发症大大降低。

（2）缺点：

①由于首先使用了蛛网膜下隙阻滞，因此无法测试硬膜外腔导管是否进入蛛网膜下隙。

②经由硬膜外腔给药时局麻药可能通过硬脊膜上小孔扩散进入蛛网膜下隙或置管进入蛛网膜下隙，造成全脊髓麻醉。对以上潜在问题应该引起高度重视，以免发生严重的并发症。

（3）麻醉实施与管理

①于 $L_2 \sim L_6$ 或 $L_3 \sim L_4$ 间隙穿刺。

②硬膜外穿刺成功后，用笔尖针芯穿 破硬膜，观察有脑脊液流出后缓慢注入 10 mg 左右布比卡因。

③拔出针芯后置入硬膜外导管备用，需要时从硬膜外给药。

④ CES 麻醉时，应当注意孕妇的血压波动。麻醉之前一定要开放静脉，预防性输液。

⑤操作完成后，产妇采用左侧倾斜 30 度体位，以预防低血压的发生。

4）全身麻醉

（1）适应证：在椎管内麻醉或区域阻滞麻醉禁忌证、术中须抢救和确保气道安全的产妇手术。

（2）优点：诱导迅速，可立即开始手术；保证气道和通气的最佳控制；减少了血容量不足时低血压的发生。

（3）缺点：困难插管发生率高；可能发生反流误吸；可能发生新生儿抑制；浅麻醉时可能有术中知晓。

（4）麻醉实施与管理：

①检查气道，询问麻醉史、用药史、过敏史、是否有出凝血紊乱以及禁食情况等。

②检查静脉通道是否通畅。

③饱胃病人诱导前可口服 0.3 M 枸橼酸钠 30 mL 防止误吸肺炎。

④监测措施包括心电图、血压、氧饱和度，有条件应做呼气末二氧化碳监测。做好困难气道插管的准备。准备好吸引器、

短柄喉镜，6.0 ~ 7.0 mm 气管导管，以及预防气管插管失败的器械。

⑤插管可选择清醒慢诱导或快速顺序诱导。

⑥诱导前吸纯氧 3 ~ 5 min，或深吸气 5 ~ 8 次。

⑦手术的各项准备措施（如消毒、铺巾）准备好之后开始麻醉诱导。

⑧采用快速顺序诱导：静脉注射丙泊酚 2 ~ 2.5 mg / kg 加 1 ~ 1.5 mg / kg 琥珀胆碱或罗库溴铵 1.0 mg / kg。如果血流动力学不平稳，也可静脉注射0.2 ~ 0.3 mg / kg 依托咪酯或者 1 ~ 2 mg / kg 氯胺酮加 1 ~ 1.5 mg / kg 琥珀胆碱或罗库溴铵 1.0 mg / kg。

⑨病人意识消失后，行气管内插管。

⑩当确认气管导管在气管内后方可开始手术。麻醉维持可采用 50% 的氧化亚氮复合 0.5 MAC 吸入性麻醉剂，也可采用静吸复合麻醉维持。

⑪避免过度通气。

⑫胎儿取出后，立即加深麻醉，可适当提高氧化亚氮的浓度，追加咪达唑仑及阿片类镇痛药。吸入麻醉药浓度仍维持低浓度，以免影响宫缩。

⑬手术结束时，可用新斯的明等对非去极化肌松剂的残留阻滞作用进行拮抗，病人清醒后拔管。

谨以此书献给我的家人，感谢他们克服诸多困难，
无私地支持我的工作………